Philosophie

et Physiologie

de l'Alimentation

Docteur D. E. LE CAVELIER

Philosophie

et

Physiologie

de

l'Alimentation

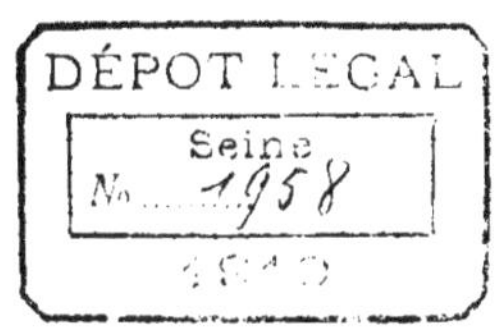

TROISIÈME ÉDITION

PARIS

LIBRAIRIE BASCLE, ÉDITEUR

247, RUE SAINT-JACQUES, 247

1911

PHILOSOPHIE et PHYSIOLOGIE

DE

L'ALIMENTATION

PHILOSOPHIE DE L'ALIMENTATION

APHORISMES

La philosophie de l'alimentation recevant des Sciences biologiques, la formule des menus physiologiques, peut éviter à l'homme bien des misères et des maladies et lui donner les forces morales et physiques nécessaires à une existence plus heureuse.

*
* *

L'homme physique qui veut avoir les forces nécessaires pour remplir ses différents devoirs sociaux, doit demeurer fidèlement attaché aux préceptes des lois hygiéniques sous peine de maladies, de déchéance vitale ou de mort prématurée.

*
* *

Etant donnée la prodigieuse puissance de l'hérédité, la science de la nutrition doit veiller sur l'hygiène de la grande famille humaine qui a pour mission de transmettre la force et la santé à ses descendants.

1

L'*Anthropotechnie*, cette science de l'alimentation humaine peut, par des menus sains et raisonnés, parvenir à changer ou à transformer les instincts, le tempérament, la constitution et même l'état d'âme d'un individu ou d'une race.

*
* *

Chaque individu et chaque peuple sont influencés par l'action séculaire des régimes suivis, et lorsqu'une alimentation exagérée a, par un long atavisme, créé tel appétit, telle habitude, tel tempérament, telle fonction et peut-être tel organe, ce n'est que graduellement que l'on doit les modifier et introduire des rations physiologiques normales qui conserveront à la race tout son pouvoir de croissance, de développement et de reproduction.

*
* *

La science de l'hygiène doit pouvoir donner à l'humanité plus d'énergies saines, plus d'instincts policés, plus de cerveaux bien équilibrés, plus de richesses et de bonheur social.

*
* *

Les préoccupations de l'être intellectuel et moral ne doivent jamais faire oublier la nécessité du développement des harmonies anatomiques et physiologiques de tous les organes.

*
* *

La perversion de l'alimentation a souvent pour conséquence la perversion des instincts, des désirs et des tempéraments, le cerveau devient incapable d'application prolongée et les centres moteurs s'épuisent au moindre effort.

*
* *

Une alimentation rationnelle est nécessairement saine, mais une alimentation très saine, qui ne serait pas rationnelle, peut devenir malsaine; ainsi, le pain, les pâtes alimentaires, le sucre sont des aliments très riches en hydrates de carbone, mais irrationnels et malsains pour le diabétique et l'obèse.

Une alimentation irrationnelle à la période de croissance empêche le développement harmonique de chaque tissu et produit fréquemment une augmentation disproportionnée du poids histologique de l'organisme.

* *

La suralimentation carnée conduit fréquemment à l'arthritisme, à la déchéance individuelle, aux maladies chroniques puis, par hérédité à la déchéance familiale et sociale.

* *

Les femmes ont le devoir d'étudier et de connaître les principes d'une alimentation saine et économique. Ne sont-ce pas les femmes qui règlent tous les détails des choses domestiques et qui peuvent ruiner ou soutenir les maisons ?

* *

La philosophie rend l'homme meilleur, le familiarise avec les connaissances générales de la vie, lui fait éviter bien des écueils et lui fournit des renseignements ignorés de ceux qui n'ont point réfléchi.

* *

La puissance d'un peuple se mesure par le nombre de citoyens en parfait état de santé physique et morale, robustes et énergiques qui pensent, croient, agissent et qui sont toujours prêts à combattre pour le triomphe des idées et des principes.

* *

L'homme doit recevoir aux différents âges de la vie une alimentation appropriée aux capacités anatomiques et physiologiques de ses organes; il en est de même pour la formation de toute génération nouvelle qui doit recevoir à chaque époque une éducation et une instruction modifiées et appropriées au progrès de son temps et aux besoins de la société.

* *

La nature de l'alimentation est aussi un des plus importants facteurs dans la formation des tempéraments et de la mentalité des peuples.

Pour transformer, relever les intelligences et les âmes toujours prêtes à se révolter, il faut commencer par affranchir l'homme de la faim, de la misère physiologique, des maladies évitables et héréditaires par l'enseignement des principes de la conservation de la santé et de l'espèce.

**

L'homme ayant une alimentation saine et une habitation salubre, possède un caractère doux, affable et bienveillant; il est toujours bien disposé pour le travail et jamais on ne le voit en état d'ivresse.

**

Une alimentation insuffisante ou de mauvaise qualité forme des constitutions débiles, des tempéraments mal équilibrés, des caractères irascibles, mécontents de tout, incapables d'un travail intellectuel ou manuel sérieux. Ces personnes se fatiguent rapidement, recherchent l'excitation de stimulants alcooliques et tournent facilement à l'ivrognerie.

**

Les enfants affaiblis ou malades sont la cause de bien des soucis de la part des parents et souvent de grandes dépenses pour la société; les enfants vigoureux sont, au contraire, la joie et la richesse du foyer; dès la naissance, ils ont leur place marquée pour une occupation qu'ils auront à remplir dix ans plus tard. Lorsque de cette façon l'intérêt matériel concorde avec les devoirs moraux, il n'y pas à craindre le danger de stériliser les unions.

**

Un régime carné trop abondant forme des caractères agressifs, rudes, violents, impulsifs, passionnés. Un régime trop exclusivement végétal affaiblit la vigueur, diminue l'énergie, adoucit, assouplit ou détruit les volontés. La nourriture n'a-t-elle pas transformé le loup et le chat sauvage, dangereux carnivores, en chien et chat domestiques?

Les Chinois, les Japonais et toutes les nations du centre de
l'Asie, nourris presque exclusivement de riz et de légumes, ont
des constitutions et des tempéraments bien différents des Français, des Anglais, des Allemands et des Canadiens.

Le loup devient plus doux dès qu'il ne peut plus se repaître de
la chair de combat ou lorsqu'on diminue son alimentation carnée
et qu'on augmente sa ration de végétaux et d'hydrates de
carbone.

.•.

En 1574, un grand mangeur de viande, Gilles Garnier, fut
condamné à être brûlé vif par la Cour criminelle du Parlement
de Dôle, parce que se croyant loup il avait dévoré deux femmes
et deux jeunes filles.

.•.

La fonction normale exécutée par des organes parfaits se
traduit par une physiologie, une nutrition et une vie parfaites.

.•.

Chaque composé cellulaire possède une certaine immunité
naturelle; il a un mode d'action et de réaction spécial en présence de telle ou telle affection et une puissance particulière
d'éliminer ou de transformer les poisons.

.•.

Nous sommes une agglomération de cellules construites
avec des atomes, des ions, des électrons, etc., et pour établir
une alimentation hygiénique et rationnelle, il faut connaître les
lois par lesquelles ces différents composés fonctionnent, s'altè-
rent, se détruisent et se reconstruisent.

.•.

La cellule possède un mécanisme colloïdal et si elle est
impressionnée en tant que mécanisme, la variation qui en
résulte pour ses éléments chimiques est directement adaptative,
il se produit ainsi une *rinétogénèse cellulaire*.

Le protoplasma est une substance colloïdale de l'économie qui se forme et se transforme sans cesse ; sa constitution physique ou chimique peut être modifiée par les plus petits phénomènes : la lumière, le son, les odeurs ne sont pas sans influence sur sa vitalité.

.˙.

Les phénomènes biologiques comprennent les modifications cellulaires et aussi les plus petites manifestations dans l'ordre atomique ou chimique qui peuvent apparaître dans l'organisme.

.˙.

L'assimilation en biologie jouit des propriétés qu'ont les cellules d'utiliser une certaine quantité de substances pour augmenter en nombre, en dimension ou en énergie. Il n'existe pas de repos complet pour la cellule vivante ; elle est en voie d'activité ininterrompue, soit en fonction d'assimilation, de défense ou de destruction.

.˙.

La fonction ne crée pas l'organe et il ne peut exister de fonction là où il n'y a pas de substratum anatomique, mais la fonction modifie, forme, déforme ou transforme un organe.

.˙.

La vie ne commence pas avec chaque individu, elle se continue. Les cellules ne se maintiennent pas en une parfaite intégrité histologique et physiologique par leur seule force ou leur propre énergie, mais bien par le métabolisme continuel des nombreux éléments qui entrent dans la composition de nos tissus. Quels que soient les phénomènes de la nutrition, le métabolisme cellulaire est toujours soumis au premier mouvement héréditaire qui, animant le blastème, fixa les formes de la cellule vivante, constitua ses neurones, orienta son évolution, organisa ses fonctions et détermina *son devenir* en lui imposant en même temps la constitution des hérédités prochaines.

L'équilibre instable de la santé physique et dynamique est

maintenu en bonne condition normale par un mécanisme continuel d'échange avec les éléments du milieu ambiant : gaz, chaleur, lumière, vibrations, électricité, eau, aliments.

.·.

Les énergies, provenant des différentes sources apportées à l'organisme, sont utilisées, transformées, puis rejetées presque en
nombre égal à la quantité ; ainsi, la somme des énergies apportées par les matières alébiles qui contribuent au maintien de l'équilibre dynamique cellulaire est équivalente à la somme des énergies provenant de la transformation des premières en énergies
vitales et en énergies résiduelles.

.·.

L'azote, ingéré sous une forme quelconque, se retrouve, poids
pour poids, dans la somme des excrétions, en dépit de ses combinaisons multiples. La température du corps est maintenue à la
température normale de 37° C., malgré les variations extérieures,
grâce au jeu des centres nerveux et des métamorphoses nutritives qui produisent des réactions chimiques cellulaires exother-
miques, libérant une certaine quantité de chaleur qui constitue
un excréta énergitique. La somme de ces énergies, traduite en
calories, est égale à la quantité des énergies alimentaires évaluées
aussi en *calories*.

.·.

La science de l'hygiène doit enseigner à tous les hommes les
lois de la conservation de l'individu et de la propagation de l'espèce. Elle doit indiquer au chef de famille les règles hygiéniques qu'il doit suivre pour ne pas nuire au développement harmonique de la société et fournir à la collectivité des citoyens
normaux, forts, bien équilibrés et aptes à toutes les fonctions
civiles.

.·.

L'éducation des enfants doit s'établir sur des bases propor-
tionnelles entre le développement physique, la culture intellec-
tuelle et l'instruction morale : c'est le développement harmo-
nieux de toutes les facultés de l'économie qui forme les hommes
complets et parfaitement bien équilibrés.

La santé morale, c'est-à-dire la parfaite évolution des facultés psychiques, a une influence évidente sur la santé physique et réciproquement les troubles organiques ou fonctionnels, et même la perversion de l'alimentation entraînent des troubles d'ordre moral : lorsqu'il existe une nutrition défectueuse du système nerveux, le degré de résistance organique et la capacité productrice d'énergie se trouvent diminués.

.˙.

Les déviations fonctionnelles de la nutrition conduisent à des troubles généraux qui se manifestent par de l'arthritisme, par le diabète, la goutte, le rachitisme ou la neurasthénie, etc..., et peuvent déterminer quelquefois des lésions chroniques et progressives des vaisseaux ou de différents organes.

.˙.

La longévité de certaines plantes est augmentée par la suppression des fleurs. Sous l'équateur, le blé devient une herbe vivace sans fleur, ni graine ; le cerisier qui croît sous les tropiques, au lieu de fleurir périodiquement à une époque déterminée de l'année, fleurit toute l'année. Chez l'homme la vieillesse n'est pas retardée par la suppression des organes de la génération, les eunuques romains et chinois nous l'ont bien démontré ; puis sous tous les climats, quelle que soit la quantité de radiation solaire nos cellules évoluent, se forment, se transforment, demeurent stationnaires et meurent.

PHYSIOLOGIE DE L'ALIMENTATION

« *L'hygiène est la mère de la santé. L'alimentation saine et la salubrité du logis sont les deux filles ainées de l'hygiène.* »

L'organisme humain est normalement constitué par au moins 18 corps simples : l'hydrogène, l'oxygène, le soufre, l'azote, le phosphore, l'arsenic, le calcium, le sodium, le potassium, le chlore, l'iode, le brome, le fluor, le carbone, le fer, le magnésium, le silicium et le manganèse.

∴

Une seule substance alimentaire ne saurait assurer la nutrition et le fonctionnement parfait de nos organes et l'homme doit retirer la nourriture qui lui est indispensable des trois règnes : végétal, animal et inorganique.

∴

La cellule humaine a besoin de recevoir des matériaux semblables à ceux qui la composent.

Un homme adulte en bon état de santé, détruit chaque jour environ 500 grammes (1 livre) des composés de sa chair, de son sang et de ses différents tissus.

∴

Notre organisme contient 60 pour 100 d'eau et en élimine deux ou trois litres par jour, dont 1.200 grammes (42 onces 1/2) par les urines, 100 grammes (3 onces 1/4) par les fèces, le reste par la peau et les poumons. Cette eau éliminée provient pour les 5/6ᵉ environ de l'eau ingérée et pour 1/6ᵉ de l'eau formée dans les combustions intra-organiques.

Nous excrétons en moyenne durant **24** heures, 25 grammes (415 grains) de matières salines par les urines, les selles, les sueurs, les poumons, la peau, etc.

.·.

5 pour 100, en moyenne, des matières organiques d'une alimentation mixte sont rejetés avec les fèces.

.·.

L'on peut considérer comme aliment toute substance qui, traversant le tube digestif, peut être absorbée et utilisée soit à la reconstitution de nos protoplasmas, soit à l'entretien ou à l'augmentation de nos forces, de notre activité ou de notre énergie.

.·.

La quantité d'aliments prise à chaque repas ne doit pas dépasser les capacités digestives de l'estomac et de l'intestin.

.·.

Les aliments isodynamiques sont ceux qui ont des propriétés calorigènes semblables et que l'organisme peut indistinctement utiliser pour produire de la chaleur, de l'énergie ou pour réparer ses tissus.

.·.

Pour répondre au besoin d'entretien d'un bon état anatomique, physiologique et dynamique, nos organes ont besoin de recevoir des albumines, des matières grasses et hydrocarbonées dans des proportions minimum suivantes calculées pour un adulte qui ne travaille pas :

1 gr. (16 grains) d'albumine . . . . . par kilogr. (2 liv. 1/5) de poids;
0 gr. 62 (10 grains) de graisse . . . . — — — —
5 gr. 3 (83 grains 1/2) d'hydrates de carbone. — — — —

.·.

Une alimentation mixte contient une énergie virtuelle que l'on peut exprimer ainsi en calories :

1 gramme (16 grains) d'albuminoïdes désassimilés . . donne 4 calories ;
1 gramme (16 grains) de graisses désassimilées . . . — 8 calories 65 ;
1 gramme (16 grains) d'hydrates de carbone . . . . — 4 calories.

La calorie est la quantité de chaleur nécessaire pour élever d'un degré centigrade la température d'un litre d'eau. Elle correspond à 425 kilogrammètres de travail.

.·.

Les muscles ne dépensent que de la glucose (Chauveau); l'aliment musculaire pour la production d'un travail mécanique doit être particulièrement riche en glucose et en substances hydro-carbonées.

.·.

Un kilogrammètre équivaut à la force nécessaire pour élever un poids d'un kilogr. (2 livres et 1/5ᵉ) à un mètre (3 pieds 3 1/2 pouces) de hauteur.

.·.

La ration d'entretien ne sera augmentée que si le travail effectué occasionne une dépense de plus de 300 calories.

.·.

Le nombre de calories supplémentaires pour l'exécution d'un travail de 200.000 kilogr. est d'environ 4.700 calories, soit un surcroît de 2.700 calories.

.·.

L'adulte du poids moyen de 65 kilogr. (143 livres) ne doit pas exécuter un travail mécanique quotidien dépassant 7 calories par kilogr. du poids du corps, soit environ 200.000 kilogrammètres.

.·.

A côté de la valeur nutritive des aliments par la chaleur de combustion qui correspond au chiffre probable de nos calories perdues, il faut admettre que beaucoup des substances rejetées échappent encore à l'analyse biochimique, et bien considérer le rôle très important de l'assimilation des albuminoïdes et des matières minérales; il doit exister autant d'échanges de matières que d'échanges d'énergies.

.·.

Certains aliments ont une grande valeur d'assimilation, d'autres ont une grande puissance d'excitation; le lait, les pâtes alimentaires ont une valeur alimentaire élevée et une faible puissance d'excitation : la viande a une grande valeur alimentaire et une grande puissance d'excitation ; les condiments (poivre, moutarde, etc.), les boissons alcooliques et alcaloïdiques (thé, café, etc.) ont une faible valeur alimentaire, mais une très forte puissance d'excitation.

**

Il faut bien choisir ses aliments en proportions définies de matières albuminoïdes, de matières grasses et hydrocarbonées, car s'il y a des aliments *isodynames*, il y a aussi des aliments calorigènes qui, comme la fausse monnaie, n'ont pas cours pour la nutrition de l'économie.

**

L'homme ne saurait être considéré comme une machine produisant de la vapeur, indépendamment du mélange proportionné des combustibles.

**

80 grammes (2 onces 2/3) d'alcool correspondent à 565 calories, 100 grammes (3 onces 1/4) de pain ne donnent que 264 calories ; de là, il ne faut pas conclure que l'alcool est plus nourrissant que le pain.

**

La connaissance de la chimie physiologique nous permet de préparer des menus hygiéniques qui donnent à l'organisme le maximum d'énergie sous le minimum de travail de transformation ou d'assimilation.

**

En appréciant la valeur calorimétrique d'un aliment, il faut tenir compte du *tempérament individuel*, de l'*activité des échanges*, des *dépenses physiologiques* et *psychiques*.

**

Il est impossible de formuler un régime idéal pouvant convenir à tous les individus ; chacun doit établir sa ration mixte qualitative et quantitative normale, conformément à sa taille, son poids, sa constitution, son tempérament, et au climat ; aussi d'après ses occupations, ses goûts, ses perversions physiologiques par atavisme, et surtout selon les résultats bien observés de son expérience personnelle.

A l'état de repos, la ration calorique pour un adulte doit fournir 2.145 calories durant l'été et 3.250 durant l'hiver.

La ration d'entretien de l'adulte doit être, durant l'été, de 33 calories par kilogramme de poids (2 livres 1/3) et de 45 à 50 calories durant l'hiver.

.·.

Sous forme de chaleur rayonnante la surface du corps perd les 2/3 des calories fournies par les aliments, l'autre tiers est employé à l'évaporation pulmonaire, aux mouvements, ou rejeté à l'état de chaleur latente.

* *

L'homme adulte peut perdre 1/10e de son poids normal, soit 14 livres, sans dépérir en réalité, la perte est faite aux dépens de la graisse et de l'eau des tissus ; l'augmentation de 1/10e au-dessus du poids normal ne constitue pas l'obésité.

* *

Durant le travail musculaire la quantité variable d'énergie dépensée est le résultat de la transformation de la chaleur et la chaleur est le produit de la combustion des principes nutritifs introduits par l'alimentation.

* *

Un adulte de 65 kilogr. (143 livres) habillé, au repos et dans une température de 19° C. (66 F.), dépense :

Par le jeu des organes et sa radio-activité indépendante de tout effort musculaire.	1.400 calories ;
Par l'évaporation pulmonaire et la perspiration	500 —
Pour réchauffer l'air inspiré et les aliments et l'eau de boisson ingérés	50 —
Pour les mouvements automatiques, respiration, déplacements, travaux involontaires.	50 —
Total pour les 24 heures.	2.000 calories.

En tenant compte des aliments non utilisés par l'intestin, l'adulte au repos devra recevoir, pour couvrir ses dépenses quotidiennes, 2.145 calories, soit 33 calories par kilogr. (2 livres 1/5) de son poids.

Ration d'équilibre alimentaire pour un adulte du poids moyen de 65 kilogr. (143 livres) :

	ALBUMINE	GRAISSES	HYDRATES de CARBONE	CALORIES
Ration d'entretien durant l'été.	65 gr. (2 onces 1/8)	40 gr. (1 once 1/3)	385 gr. (13 onces 1/4)	2.145
Ration de travail modéré.	75 gr. (2 onces 1/2)	50 gr. (1 once 3/4)	420 gr. (15 onces 1/4)	2.500
Ration de travail fatigant.	90 gr. (3 onces)	60 gr. (2 onces)	500 gr. 18 onces)	3.000
Ration de travail plus fatigant.	120 gr. (4 onces)	80 gr. (2 onces 1/2)	700 gr. (21 onces 1/4)	4.000
Ration de travail très fatigant.	180 gr. (5 onces)	120 gr. (4 onces)	1.050 g. (37 onces 1/2)	6.080

Les aliments les plus avantageux comme producteurs de calories et d'énergies sont les matières hydrocarbonées, les sucres et les graisses.

Les graisses et les hydrates de carbone ont des propriétés isodynamiques et sont interchangeables, mais il faut qu'au moins 1/8ᵉ de la ration calorimétrique soit fournie par des albumines.

On appelle aliment toute substance pouvant servir à la formation ou à la rénovation cellulaire ainsi qu'à la production de chaleur ou d'énergie nécessaires à la vie.

L'homme est un omnivore par sa dentition, par sa physiologie gastrique et intestinale, par ses multiples besoins d'activité ; son régime rationnel doit être mixte et il y a avantage à couvrir normalement une partie au moins de ses pertes en albumines, par des albumines animales empruntées à la viande, aux œufs ou au lait.

Par la loi du moindre effort de l'assimilation, l'électivité de nos protoplasmas cellulaires est plus grande pour l'albumine animale que pour l'albumine végétale.

*
* *

L'albumine de la viande pure se rapproche de l'albumine humaine et a une assimilation plus complète que l'albumine végétale pure.

*
* *

La viande a une grande valeur alimentaire et une grande puissance d'excitation ; le lait, les pâtes alimentaires ont une valeur alimentaire élevée et une faible puissance d'excitation ; l'alcool, le thé, le café, le poivre, la moutarde, tous les condiments ont une faible valeur alimentaire mais une très forte puissance d'excitation.

*
* *

L'alcalinité du sang est indispensable à la nutrition générale et à la régularité des échanges ; les *végétaux* sont les aliments les plus propres à conserver à l'organisme son alcalinité normale.

*
* *

La posologie diététique est aussi importante que la posologie pharmaceutique et les erreurs d'une alimentation exagérée ou malsaine ont causé plus de maux que la famine.

*
* *

On excite l'appétit par l'alcool, on le stimule par les épices et l'on active les sécrétions des glandes du canal alimentaire par une trop grande quantité de viande, arrivant ainsi à pervertir les fonctions normales des organes de la nutrition par l'entraînement progressif d'une alimentation exagérée.

*
* *

La chair musculaire prise en trop grande abondance déverse dans le sang et les tissus un excès de matériaux azotés, uriques, pyrimidiques, créatine, etc., tous nocifs au jeu normal de nos organes.

*
* *

En règle générale, l'abondance de l'alimentation est en rapport avec la fortune et ce sont précisément ceux qui dépensent le moins qui s'alimentent le plus...

Les maladies de l'estomac, du foie, du système nerveux, de la peau, plusieurs affections cérébrales et médullaires, les troubles cardiaques et vasculaires, l'artério-sclérose, l'albuminurie, la glycosurie, l'arthritisme, la goutte, la gravelle, etc., ont souvent pour cause les erreurs de l'alimentation.

.·.

Afin de ne pas troubler la nutrition, épuiser les forces des organes de la digestion ou pervertir leurs fonctions, les repas doivent être modérés, éloignés et proportionnés aux dépenses organiques et caloriques.

.·.

Pour formuler les règles d'une alimentation saine et rationnelle, il faut briser la routine des habitudes suivies en renouvelant les méthodes hygiéniques et diététiques.

.·.

Le ralentissement des échanges entre les cellules et l'assimilation défectueuse des substances alimentaires absorbées entraîne des troubles de nutrition et l'apparition de phénomènes d'auto-intoxication qui sont fréquemment suivis de lésions pathologiques chroniques (dyspepsie, migraines, maladies du système nerveux, du cœur, des vaisseaux, des reins, du foie, des muqueuses et de la peau, etc...).

.·.

L'arthritisme est une diathèse héréditaire ou acquise qui est caractérisée par une déviation permanente des fonctions de la nutrition dans les actes d'assimilation ou de désassimilation cellulaire. Cet état prédispose à une série de maladies dites d'origine arthritique telles que la goutte, la gravelle, les lithiases, l'obésité, le diabète, les eczémas.

.·.

Il y a chez l'arthritique des anomalies anatomiques ou physiologiques qui s'accompagnent d'un défaut de combustion, d'assimilation et de désassimilation, d'élimination ou d'excrétion.

La concentration moléculaire du sérum sanguin chez l'arthritique est plus élevée que chez un sujet normal parce qu'il contient en solution plus de substances toxiques que l'organisme ne transforme ou ne détruit pas ou rejette difficilement.

* *

L'arthritique élabore, transforme et brûle mal les substances alimentaires; il élimine difficilement les purines et doit se soumettre à une diète modérée et régulière.

MENU DE L'ARTHRITIQUE.

	Quantités	Albumines	Graisses	Hydrates de carbone
Lait.	500 gr. (16 onces)	20 gr.	21 gr.	23 gr.
Œufs	100 gr. (3 onces 1/4)	15 gr.	12 gr.	0 gr. 12
Biscuits secs	100 gr. (3 onces 1/4)	9 gr.	9 gr.	73 gr.
Céréales et légumineuses	150 gr. (6 onces)	15 gr.	3 gr.	108 gr.
Beurre	20 gr. (3/4 once)	0 gr. 2	17 gr. 5	0 gr.
Légumes verts et fruits.	250 gr. (8 onces)	0 gr.	0 gr.	100 gr.
Pain	100 gr. (3 onces 1/4)	7 gr.	0 gr.	55 gr. 2
		66 gr. 2	62 gr. 5	359 gr. 12
Soit en calories . .		274	438	1.420

Total : 2.132 calories.

Aliments permis.

Les potages maigres aux légumes frais ;

Les poissons frais d'eau douce ;

Les œufs frais ; les nouilles, macaronis, pâtes alimentaires ;

Les pommes de terre ; le riz, le tapioca, le sagou ;

Le lait, la crème fraîche, le beurre ;

Le bœuf et le mouton (côtelettes et gigots) ;

Le pain rassis ou grillé, les biscuits secs, les gâteaux ou fruits bien mûrs ;

L'eau pure, les limonades aux citrons ou aux oranges.

Aliments défendus.

Tous les potages gras, bouillons de viande ou extraits concentrés ;

Toutes les conserves alimentaires ;

Le ris de veau, les cervelles et les charcuteries ; le pigeon, l'oie, le canard, les gibiers ;

Les haricots verts, la rhubarbe, la betterave, ainsi que tous les végétaux riches en acide oxalique : oseille, groseilles, coings, figues sèches ;

Toutes les boissons alcooliques, ainsi que le thé, le chocolat, le cacao.

L'arthritique doit s'abstenir d'aliments trop riches en acide oxalique.

.·.

Richesse en acide oxalique ($C^3 H^2 O^4$) de 20 principaux aliments
(D'après ESBACH).

(Calculée par kilogr. (2 livres 1/5e) de substance fraîche.)

grammes.

Cacao	3 à 4,50 pour 1000
Thé noir	1 à 3,75 —
Oseille.	2 à 3,63 —
Poivre	3,25 —
Épinards	2 à 3,17 —
Rhubarbe.	2,47 —
Chocolat	0,724 à 0,90 —
Pois chiches.	0,425 —
Betteraves	0,390 —
Haricots blancs.	0,311 —
Choux raves.	0,311 —
Haricots verts	0,280 —
Fèves de marais	0,280 —
Mie de pain	0,270 —
Figues sèches	0,278 —
Concombres.	0,251 —
Ris de veau.	0,250 —
Sarrazin	0,171 —
Croûte de pain.	0,130 —
Groseilles en grappe.	0,130 —

La variation dans les régimes est particulièrement indiquée d'après l'âge, la taille, le poids et le travail de l'individu et doit être surtout réglée par la perte de la chaleur s'irradiant par la surface cutanée.

.·.

Le régime alimentaire parfait est celui qui présente à l'assimilation juste la quantité de substances nutritives nécessaires au besoin du fonctionnement parfait de l'organisme.

.·.

Le poids des cendres du squelette d'un homme pesant 65 kilogr. (143 livres) est d'environ 5 livres, et le poids des cendres des parties molles est d'une livre ; il est donc nécessaire que nous trouvions dans nos aliments, sous une forme assimilable, tous les principes minéraux qui entrent dans la composition du corps humain.

.·.

Les propriétés excitantes ou déprimantes d'un aliment donné varient avec chaque personne, selon l'état de ses voies digestives et l'évolution de son métabolisme.

.·.

Les céréales et les légumineuses ont une grande valeur calorigène, parce qu'ils ont longtemps emprunté au sol et au soleil les calories qu'ils nous donnent.

.·.

L'alimentation est la plus grande source de notre force, de notre vigueur, de notre résistance au froid, à la fatigue et aux maladies, mais elle n'est pas l'unique cause de notre énergie vitale.

.·.

L'homme se nourrit également d'air pur, ce pain du poumon qui pénètre dans toutes les cellules de l'économie par les voies respiratoires ; dans cette source constamment en travail il coule plus de 11.800 litres (pintes) d'air durant vingt-quatre heures.

.·.

La peau est aussi une voie de nutrition, elle est plus qu'un organe d'élimination et d'excitation, elle est un organe très important d'absorption, d'air, de lumière, de soleil et de substances volatiles.

.·.

L'estomac n'est pas le seul laboratoire de notre organisme, producteur d'énergies ; les calories tirées des forces cosmiques (air, soleil, lumière, aromes) et puisées directement dans le monde ambiant sont de très précieux aliments pour conserver la santé et traiter la plupart des maladies.

Durant l'été la diminution des aliments doit être en rapport avec l'augmentation des fonctions nutritives de la peau et l'alimentation atmosphérique par l'action vivifiante de l'air, de la lumière, de la chaleur, des parfums et des rayons du soleil, le foyer de toutes les calories et de toutes les énergies.

Le système nerveux préside aux fonctions dynamiques de la nutrition, et celui-ci est constamment influencé par le milieu humoral qui subit lui-même de nombreuses modifications produites par les synthèses et les analyses opérées dans les laboratoires de chimie cellulaire.

Les hormones sont des substances chimiques élaborées par les glandes et les cellules, elles se déversent dans le torrent circulatoire et servent à stimuler ou coordonner les phénomènes d'assimilation et de désassimilation.

La solidarité des glandes à sécrétion interne est démontrée par le fait que les hormones sécrétées par l'une ont de l'influence sur les autres, et même sur sa propre sécrétion, et lorsque l'une d'elles devient insuffisante, celle qui joue un rôle similaire sécrète une quantité d'*hormones compensatrices*.

Les hormones sécrétées par les glandes salivaires stimulent les fonctions gastriques ; les hormones gastriques activent la sécrétion duodénale et, à son tour, la sécrétine agit sur la glande pancréatique, etc... Le trouble de ces sécrétions internes est aussitôt suivi de physiologies pathologiques, maladie bronzée d'Addison, myxœdème, acromégalie, etc...

Les aliments qui paraissent dénués de toute propriété nutritive contiennent souvent des *hormones* qui stimulent certaines fonctions digestives et permettent ainsi des dédoublements, des transformations et une assimilation plus parfaite.

La diminution du coefficient de tous les échanges biochimiques et des phénomènes de la nutrition est en rapport constant avec l'activité fonctionnelle des organes, et la vieillesse est constituée particulièrement : 1° Par l'atrophie des éléments nobles de la cellule; 2° Par une infiltration progressive des tissus par des éléments minéraux ou étrangers à leur constitution; 3° Par la production exagérée du tissu conjonctif.

.·.

La sénilité peut se manifester à différents âges de la vie et apparaît selon la constitution héréditaire des sujets ou à la suite des différents troubles pathologiques ; elle est toujours en raison directe des activités organiques, de la résistance cellulaire et du pouvoir de reconstitution des tissus.

.·.

Le rythme de la croissance est soumis aux lois de la nutrition, de l'assimilation et aux fonctions harmoniques des glandes à sécrétion interne.

.·.

L'hérédité, la race, le sexe, le climat, la composition géologique du sol, l'alimentation, la profession, le genre de vie sont autant de facteurs différents qui ont une influence sur la croissance et le développement corporel.

.·.

La taille du nouveau-né est environ le tiers de celle de l'adulte; à deux ans l'enfant a atteint la moitié de sa grandeur définitive. On peut distinguer six périodes dans le rythme de la croissance :

1° Développement rapide durant les deux premières années, puis ralentissement graduel, jusqu'à l'âge de cinq à six ans;

2° De cinq à neuf ans, augmentation lente de la taille ;

3° De neuf à dix-huit ans, période de dysharmonie anatomique et croissance plus active en rapport avec l'activité sexuelle ;

4° Augmentation lente de dix-huit à vingt-cinq ans;

5° Taille stationnaire jusqu'à cinquante ans;

6° Diminution de la taille dans la période sénile.

Moyenne de l'accroissement quotidien et mensuel.
(D'après Comby.)

Poids initial : 3.000 grammes.		Accroissement	
		Quotidien	Mensuel
1ᵉʳ mois. . . .	3.750 grammes	25 grammes.	750 grammes.
2ᵉ — . . .	4.500 —	23 —	700 —
3ᵉ — . . .	5.250 —	23 —	700 —
4ᵉ — . . .	6.000 —	23 —	700 —
5ᵉ — . . .	6.500 —	20 —	600 —
6ᵉ — . . .	7.000 —	20 —	600 —
7ᵉ — . . .	7.500 —	18 —	550 —
8ᵉ — . . .	7.900 —	17 —	500 —
9ᵉ — . . .	8.300 —	13 —	400 —
10ᵉ — . . .	8.600 —	12 —	350 —
11ᵉ — . . .	8.950 —	10 —	300 —
12ᵉ — . . .	9.200 —	8 —	250 —
13ᵉ — . . .	9.440 —	8 —	240 —
14ᵉ — . . .	9.680 —	8 —	240 —
15ᵉ — . . .	9.920 —	8 —	240 —
16ᵉ — . . .	10.160 —	8 —	240 —
17ᵉ — . . .	10.320 —	6 gr. 5	200 —
18ᵉ — . . .	10.580 —	6 gr. 5	200 —
19ᵉ — . . .	10.680 —	6 gr. 5	200 —
20ᵉ — . . .	10.880 —	6 gr. 5	200 —
21ᵉ — . . .	10.980 —	6 gr. 5	200 —
22ᵉ — . . .	11.130 —	5 grammes.	150 —
23ᵉ — . . .	11.280 —	5 —	150 —
24ᵉ — . . .	11.430 —	5 —	150 —

Accroissement de la taille de l'enfant.

Age.		Taille.	Accroissement par mois.
Naissance		0 m. 50	
1ᵉʳ mois		0 m. 54	4 centimètres.
2ᵉ —		0 m. 57	3 —
3ᵉ —		0 m. 60	3 —
4ᵉ —		0 m. 62	2 —
5ᵉ —		0 m. 64	2 —
6ᵉ —		0 m. 65	1 centimètre.
7ᵉ —		0 m. 66	1 —
8ᵉ —		0 m. 67	1 —
9ᵉ —		0 m. 68	1 —
10ᵉ —		0 m. 69	1 —
11ᵉ —		0 m. 70	1 —
12ᵉ —		0 m. 71	1 —

Age.	Taille.	Accroissement annuel.
2 ans	0 m. 80	10 centimètres.
3 —	0 m. 87	7 —
4 —	0 m. 93	6 —
5 —	0 m. 99	6 —
6 —	1 m. 05	6 —
7 —	1 m. 11	6 —
8 —	1 m. 17	6 —
9 —	1 m. 23	6 —
10 —	1 m. 29	6 —
11 —	1 m. 35	6 —
12 —	1 m. 40	5 —
13 —	1 m. 45	5 —
14 —	1 m. 50	5 —
15 —	1 m. 55	5 —

.*.

La taille moyenne de l'homme adulte est de 1 m. 68 (5 pieds 6 pouces 1/2) et la taille initiale est d'environ 50 centimètres pour les garçons et 49 pour les filles.

.*.

La courbe de croissance est à peu près semblable pour les deux sexes jusqu'à l'âge de neuf ans ; à partir de cet âge la taille féminine passe au-dessus de la taille masculine, mais après la quinzième année elle est au-dessous et atteint son maximum de développement dès l'âge de dix-huit ans (1 m. 54).

.*.

Chez l'homme, la croissance dure sept ans de plus que chez la femme ; elle continue jusqu'à l'âge de vingt-sept ans. La taille reste constante de trente à cinquante ans, puis elle décroît après la cinquantaine.

Entre l'âge de dix à quinze ans, les filles sont en moyenne plus grandes que les garçons.

.*.

A la naissance, la grosseur de la tête possède les dimensions égales à 70 pour 100 de sa grandeur définitive. Son accroissement se fait principalement dans le sens de son diamètre postéroantérieur et son développement est complet vers l'âge de quinze ans.

..

La position du fœtus dans le sein de la mère peut avoir une certaine influence sur la conformation du crâne et les dimensions du bassin peuvent faciliter ou limiter le développement de la tête de l'enfant.

* *

L'habitude de faire reposer les enfants sur des oreillers de duvet ou des lits de plume peut favoriser le développement des têtes brachycéphales, parce que l'enfant se couche sur le dos pour mieux respirer et cette position est favorable à l'augmentation du diamètre antéro-postérieur. Lorsque l'enfant est placé sur une couche dure, il lui est difficile de se coucher sur le dos parce qu'il ne peut maintenir en équilibre son occiput ovoïde; il repose sur le côté, et grâce à cette pression latérale la tête s'allonge et devient dolichocéphale.

* *

Le crâne cesse de croître à l'adolescence, mais la face continue à se développer dans la proportion de 5 pour 100 et plus dans le sens de la longueur que dans le sens de la largeur.

..

Lorsque l'activité cellulaire décroît, il existe un ralentissement progressif lent et continuel du métabolisme ainsi qu'une diminution proportionnelle des réactions vitales. Cet état particulier du ralentissement des échanges est le premier symptôme caractéristique de la vieillesse qui se manifeste par des modifications insaisissables dans la composition du protoplasma.

* *

L'organisme qui a perdu ses propriétés de renouveler ses cellules, de transformer les aliments nutritifs en produits énergétiques est en voie d'amoindrissement anatomique ou physiologique; il se trouve de ce fait plus exposé aux accidents pathologiques divers.

L'irradiation de la chaleur varie beaucoup suivant la grandeur du corps, le vêtement qui le recouvre et la température ambiante.

Surface du corps calculée d'après le poids du sujet.

POIDS du sujet	CALORIES dépensées par jour et par kilogr.	SURFACE du corps en centimèt. carrés	CALORIES dépensées par jour et par mètre carré de surface
4 kg. 3	913	3.013	1.221
11 kg. 8	815	7.191	1.343
16 kg. 4	739	7.681	1.579
23 kg. 7	595	10.156	1.389
30 kg. 9	577	12.122	1.472
40 kg. 4	521	14.491	1.452
67 kg. 0	424	20.305	1.399

Le nombre de calories dépensées par la surface de la peau pour maintenir l'organisme à sa température constante de 37° C. (98°6 F.) varie selon la grandeur du corps et la température ambiante. A la chaleur tempérée de 19° C. (66° F.) un adulte, du poids moyen de 65 kilogr. (143 livres), dont la surface du corps est d'environ 20.000 centimètres, dépense une calorie par mètre de surface, soit 2.000 calories en 24 heures.

Un adulte au repos élimine environ 800 grammes d'eau par la peau et les poumons, ce qui correspond à environ 475 calories;

dans un travail énergique l'élimination peut s'élever à **1.400 gr.**, ce qui représente **825** calories.

.·.

La chaleur se perd par la peau et les poumons de deux façons; une partie est employée à l'irradiation et une autre à vaporiser l'eau qui s'élimine par la perspiration cutanée. Dans les voies respiratoires une partie de la chaleur sert à échauffer l'air inspiré et une autre est employée à vaporiser l'eau qui s'élimine par l'air expiré.

.·.

Calories perdues par un homme exposé nu dans une enceinte à diverses températures.

TEMPÉRATURE DE L'AIR	CALORIES PERDUES	
	Pour 1 heure en totalité.	Pour 1 heure et par kilogr. de poids de corps.
4°	313 calories.	4,9
9°,5	210 —	3,3
14°,5	153 —	2,4
16°	142 —	2,1
20°	112 —	1,6
26,5	72 —	1,7

.·.

L'évaporation de 20 gouttes de sueur fait perdre à l'organisme environ 1/2 calorie; l'adulte qui absorbe **2.200** grammes d'eau par jour, tant en boisson que mêlée aux aliments, élimine par la peau près de **1.600** gouttes d'eau qui occasionnent une dépense de 800 calories.

.·.

L'ingestion exagérée de l'eau pendant le travail augmente la transpiration, refroidit la surface cutanée, fait perdre beaucoup de calories et diminue le rendement de travail utile.

Quantité proportionnelle d'aliments et nombre de calories nécessaires durant 24 heures aux différents âges de la vie.

Quantité par kilogramme (2 livres 1/5) de poids

AGE	POIDS	ALBUMINE	GRAISSES	HYDRATES DE CARBONE	NOMBRE DE CALORIES
Fin de la 1re semaine .	3 kgr. 1/2 (7 livres)	3 gr. (50 grains)	4 gr. (66 grains)	4 gr. (66 grains)	220
Du 3e au 5e mois.	4 à 6 kgr. (8 à 12 livres)	3 gr. 1/2 (58 grains)	4 gr. 1/2 (74 grains)	5 gr. (83 grains)	368
5e mois	7 kgr. 1/2 (15 livres)	4 gr. 1/2 (74 grains)	4 gr. 1/2 (74 grains)	5 gr. 1/2 (91 grains)	569
12e mois	9 kgr. 1/2 (19 livres)	4 gr. (66 grains)	4 gr. (66 grains)	8 gr. (132 grains)	760
18e mois	10 kgr. 1/2 (21 livres)	4 gr. (66 grains)	4 gr. (66 grains)	9 gr. (148 grains)	810
2 ans	12 kgr. (25 livres)	4 gr. (66 grains)	3 gr. 1/2 (58 grains)	10 gr. (166 grains)	1.000
4 ans	15 kgr. (31 livres)	3 gr. 1/2 (58 grains)	3 gr. (50 grains)	10 gr. (166 grains)	1.200
6 ans	18 kgr. (37 livres)	3 gr. (50 grains)	2 gr. 1/2 (41 grains)	10 gr. (166 grains)	- 1.350
10 ans	26 kgr. (54 livres)	2 gr. 1/2 (41 grains)	1 gr. 1/2 (24 grains)	9 gr. (148 grains)	1.420
14 ans	40 kgr. (84 livres)	2 gr. (33 grains)	1 gr. (16 grains)	7 gr. 1/2 (124 grains)	2.000
20 ans	60 kgr. (130 livres)	1 gr. (16 grains)	62 centigr. (9 grains)	6 gr. (99 grains)	2.000
30 ans	65 kgr. (143 livres)	1 gr. (16 grains)	62 centigr. (9 grains)	6 gr. (99 grains)	2.145
60 ans	65 kgr. (143 livres)	1 gr. (16 grains)	40 centigr. (6 gr. 1/2)	5 gr. 1/4 (87 grains)	1.950
80 ans	65 kgr. (143 livres)	50 centigr. (8 grains)	30 centigr. (5 grains)	5 gr. (83 grains)	1.600

Composition et quantité d'aliments végétariens nécessaires pour produire 2.000 calories.

NOMS DES ALIMENTS	Hydrocarbonés pour 1000 gr.	Graisses pour 1000 gr.	Albumines pour 1000 gr.	Eau pour 1000 gr.	Calories pr 1000 gr. de chaque aliment.	Poids nécessaire de chaque aliment pour produire 2000 calories
Noix	79	628	160	47	6900	290
Maïs	685	46	98	130	3700	540
Riz	765	9	78	130	3600	550
Froment	679	17	123	135	3550	560
Seigle	678	18	115	150	3500	570
Lentille	534	19	257	125	3500	570
Millet	660	35	92	120	3475	575
Orge	650	21	111	140	3400	590
Avoine	578	52	104	125	3330	600
Pois	523	18	228	150	3275	610
Fève	490	16	243	150	3200	630
Œuf	5,5	121	125	740	1700	1.680
Pomme de terre	207	1,5	19	750	960	2.100
Topinambour	156	1,3	20	800	750	2.660
Lait de femme	62	39	23	850	700	2.860
Lait de vache	48	36	35	875	675	3.000
Lait de chèvre	46	50	42	870	750	2.660
Raisin	163		6	780	640	3 125
Navet	113	1,4	35	900	630	3.170
Céleri	118	4	15	850	590	3.400
Ortie	71	6,7	55	820	580	3.450
Chou rave	82	2	48	860	560	3.600
Oignon	108	1	17	860	530	3.800
Cerise	120		6,1	800	500	4.000
Pomme	120		3,6	880	480	4.175
Pissenlit	74	7	28	850	480	4.175
Poire	118		3,6	830	470	4.250
Choux	60	7	33	870	450	4.440
Carotte	94	2	10	870	430	4.600
Poireau	65	3	28	875	410	4.900
Raifort	74	1	19	870	400	5.000
Groseille	84		4,7	860	350	5.700
Fraise	73	4,5	5,4	875	350	5.700
Prune	82		4	850	340	5.880
Epinard	44	6	25	885	340	5.880
Chou-fleur	45	3	25	910	320	6 250
Chou blanc	48	2	19	900	295	6.800
Romaine	35	5	12	925	240	8.300
Laitue	27	4	21	930	230	8.700
Radis	38	1,5	12	930	220	9.100
Asperge	26	2,5	18	940	200	10.000
Salade pommelée	22	3	14	940	180	11.100
Concombre	22	1	10	950	140	14.250

Composition moyenne centésimale de 4 différentes espèces d'œufs

ŒUFS TELS QU'ILS SONT ACHETÉS AU MARCHÉ.	DÉCHETS COQUILLES ET MEMBRANES	EAU	MATIÈRES PROTÉIQUES	CORPS GRAS	MATIÈRES MINÉRALES
1° Œuf de Poule,	11	66 5	11 9	9 8	0 9
œuf entier (toute la partie comestible)	0	73 7	13 4	10 5	1 0
Blanc d'œuf	0	86 2	12 3	0 2	0 6
Jaune d'œuf	0	49 5	15 7	33 3	1 1
2° Œuf de canard,					
œuf entier avec coquille	13 7	60 8	12 1	12 5	0 8
— entier : partie comestible.	0	70 5	13 3	14 5	1 0
Blanc.	0	87 0	11 1	0 03	0 8
Jaune.	0	45 8	16 8	36 2	1 2
3° Œuf d'oie,					
œuf avec sa coquille. .	14 2	59 7	12 9	12 3	0 9
— entier, partie comestible	0	69 5	13 8	14 4	1 0
Blanc.	0	86 3	11 6	0 02	0 8
Jaune.	0	41 1	17 3	36 2	1 3
4° Œuf de dinde					
œuf avec sa coquille . .	13 8	63 5	12 2	9 7	0 8
— entier, partie comestible. .	0	73 7	13 4	11 2	0 9
Blanc.	0	86 7	11 5	0 03	0 8
Jaune.	0	48 3	17 4	32 9	1 2

*
* *

Le poids moyen des œufs de gallinacés est d'environ 60 grammes (2 onces) ainsi réparti d'après ces différentes parties constituantes :

Coquille	6 gr. 6
Eau	39 gr. 8
Matières albuminoïdes	7 gr. 2
Graisses et lécithines	5 gr. 9
Sels minéraux	0 gr. 5
	60 gr. 0

*
* *

L'œuf est un aliment complet, particulièrement riche en combinaisons phosphorées organiques (65 parties d'acide phosphorique pour 100 parties de cendres de jaune). Son ingestion augmente faiblement la production d'acide urique.

Un œuf équivaut à environ 40 grammes de viande et fournit 80 calories. Le jaune donne 62 calories et le blanc 18.

**

L'œuf peut contenir les bacilles de la tuberculose, de la diphtérie, des spores, des champignons ou des levures pathogènes, etc., et même des ptomaïnes si les poules sont nourries de viandes avariées. Il peut s'infecter, soit dans les voies génitales de la poule ou à l'extérieur.

**

L'œuf tout à fait récent, contiendrait-il des bactéries, des spores ou des champignons, ne doit pas être considéré comme un aliment malsain parce que ces différents agents pathogènes n'ont pas encore eu le temps de s'y cultiver et d'y proliférer.

**

M. le Pr Roger a trouvé dans le jaune d'œuf un ferment amyolytique en partie soluble dans l'éther et très adhérent aux substances lipoïdes auxquelles il a donné le nom de substances symolipoïdes.

**

Plus l'alimentation de la poule est pauvre en sels calcaires, plus la coquille de l'œuf est mince et l'infection facile.

**

Tant qu'un œuf *vit* à l'air dans un milieu frais et sans humidité, il demeure indemne; si on le place dans un milieu tiède et humide, le mycélium, les bactéries mobiles ou les spores qui recouvrent sa surface se développent rapidement.

**

L'œuf respire, exhale de l'acide carbonique par sa coquille dont les pores ont une diminution qui varie de $1/5^e$ à $1/10^e$ de milligramme.

**

Les alternatives d'humidité ou de chaleur sont des causes de dilatation ou de rétraction successives des stomates de l'œuf qui augmentent le courant osmotique alternatif des liquides ou des gaz intérieurs ou extérieurs de l'œuf.

Durant la contraction il se produit un mouvement osmotique
de l'intérieur vers l'extérieur et, durant la dilatation, le courant
passe de l'extérieur vers l'intérieur.

．．

Si l'œuf est en contact avec des substances facilement conta-
minées par des moisissures ou des bactéries, comme la paille,
le foin haché, etc..., les chances d'infection sont centuplées et
les saprophytes pullulent; aussi les œufs emballés de cette
façon sont contaminés dans la proportion de 25 pour 100.

．．

Si l'on mire un œuf qui vient d'être pondu, — c'est-à-dire si
on le place dans une chambre sombre entre un point lumineux
et l'œil, — on voit l'intérieur d'un rose jaune et absolument
homogène. Au bout de quelques heures déjà, on observe au gros
bout de l'œuf une zone opaque nettement tranchée : c'est la
chambre à air qui se forme et elle grandit de plus en plus à
mesure que le contenu de l'œuf s'évapore; au bout de 15 jours,
elle atteint 2 centimètres dans sa plus grande hauteur.

．．

Après 10 jours, la perte totale en eau est de 1/6ᵉ pour 100;
après 20 jours de 2,16 pour 100, après 30 jours de 5 pour 100.

．．

On peut considérer comme frais tout œuf dont on ne perçoit
pas le jaune et dont la chambre à air ne dépasse pas 2 centimètres, c'est-à-dire tout œuf pondu depuis moins de trois semaines.

．．

Le maximum de la ponte des œufs s'observe au mois de mai,
puis elle diminue graduellement pour cesser durant les mois
d'août et septembre; elle augmente progressivement à partir du
mois d'octobre.

．．

La nourriture donnée à la poule peut modifier la ponte, la cou-
leur de l'œuf et sa qualité. Si les poules sont nourries de céréales,
le jaune est brillant et clair; il devient terne et pâle si la poule
s'alimente de déchets de cuisine, de viandes, etc..., et brun
lorsque la poule se nourrit d'insectes.

Les œufs conservés dans de l'eau de chaux n'ont pas de chambre à air parce qu'ils ont absorbé ce liquide ; on pourrait les croire frais, si on ne constatait pas que le jaune y ballotte comme dans tous les œufs vieillis.

.·.

Au bout de trois semaines l'on commence à percevoir dans la région moyenne de l'œuf une masse moins transparente qui n'est devenue autre que le jaune devenu plus perceptible ; peu à peu il se dessine davantage, devient même mobile quand on secoue l'œuf, finit par flotter sur l'albumen et par toucher la coquille à sa partie supérieure ; en même temps la chambre à air s'agrandit et occupe graduellement le cinquième ou le quart du grand axe de l'œuf lorsque celui-ci est âgé de six mois environ.

.·.

Si l'on met un œuf dans de l'eau salée à 10 pour 100, il plonge à fond s'il est frais ; au bout de 5 jours il flotte déjà et monte en émergeant de plus en plus à mesure que son âge augmente.

.·.

Le jaune constitue un milieu de culture plus favorable que le blanc ; il renferme 16 pour 100 d'albumine, 31 pour 100 de graisses et 1,50 de sels. Le blanc contient 12 pour 100 d'albumine, 0,25 de substances grasses et 0,6 de matières minérales.

.·.

Le blanc de l'œuf forme une sorte de barrière contre l'envahissement par les micro-organismes. L'infection se fait rapidement lorsque l'albumine a été liquéfiée et quand le jaune est entré en contact avec la coquille.

.·.

On ne doit consommer crus ou peu cuits que les œufs d'une fraîcheur absolue. Tout œuf âgé de plus de trois semaines sera réservé pour les préparations culinaires à cuisson.

.·.

Au delà de 4 à 5 mois, l'œuf est devenu indigeste, sinon toxique, et même s'il était aseptique, il doit être rejeté de la consommation.

Les œufs destinés à être expédiés au loin ne doivent pas être asphyxiés et emballés dans la paille, le foin, la mousse, les sciures de bois ou autres substances pulvérulentes ou odorantes. L'emballage de choix paraît être les copeaux de peuplier, de tilleul, de châtaignier ou autres bois légers et inodores.

Aliments usuels et leur équivalence énergitique, leur composition en albumine, en graisses, en hydrates de carbone et en sels.

Quantité pour 100 parties

	EAU	ALBUMINE	GRAISSES	HYDRATES de CARBONE	SELS	CALORIES fournis par 100 gr 3 onces1/4
Aloyau de bœuf	52	16	17	0	0,9	273
Poitrine de bœuf	49	14	17	0	0,7	219
Poitrine de veau	52	15	11	0	0,8	164
Gigot de mouton	51	15	14	0	0,8	196
Poitrine de mouton	39	14	37	0	0,6	350
Côtelettes de porc	41	13	24	0	0,8	274
Jambon frais	48	13	25	0	0,8	204
Jambon fumé	35	14	33	0	4,2	360
Lard salé	7,0	1,9	86	0	3,9	750
Saucisson	55	18	19	0	3,8	254
Saucisson de porc	39	13	44	1,1	2,2	457
Poulet grillé ou rôti	43	12	1,4	0	0.7	67
Oie	38	13	30	0	0,7	323
Dinde, canard, pigeon	45	16	18	0	1,1	223
Morue (salée) séchée	40	16	0,4	0	18	71
Morue fraîche	58	11	0,2	0	0.8	48
Maquereau	40	10	4	0	0,7	84
Carpe, perche, brochet	48	12	0,7	0	0,9	60
Saumon frais	51	14	9	0	0,9	83
» conservé en boîte	63	21	12	0	2,6	204
Sardines (en boîte)	53	23	12	0	5,3	209
Huîtres (chair)	88	6	1,3	3,3	1,1	49
Lait pur	87	3,3	4	5	0,7	[illegible]
Crème	74	2,5	18	4	0,5	190
Beurre	11	1	85	1,5	3	751
Œufs	65	13	10	0,56	1,0	[illegible]
Fromage	34	25	33	2,4	3,8	415
Pain	35	9	1,3	53	1,4	[illegible]
Riz, tapioca, sagou	12	8	0,3	79	0,4	360
Biscuits secs	6	10	9	73	2,1	313
Haricots et pois secs	12	22	1,8	59	4	810
Pommes de terre	62	2	0,4	14	0,8	63
Pommes (fruits)	63	0,3	0.3	11	0,3	40
Bananes	79	0,8	0,4	14	0,6	57
Miel	0	0	0	84	(?)	313
Chocolat	5,9	13	19	59	2	[illegible]

L'acide phosphorique dans divers aliments.

Pour 100 parties.

Aliment	Pour 100 parties
Fèves de cacao	1,34
Lentilles	1,10
Jaune d'œuf	1,34
Fromage canadien	1,40
Fromage de Gruyère	1,80
Pois	0,92
Noix	0,88
Orge	0,88
Fèves	0,87
Seigle	0,86
Avoine	0,77
Chocolat au lait	0,62
Riz, porc, poisson (moyenne)	0,50
Bœuf, mouton, poulet (moyenne)	0,45
Figues, dattes, bananes	0,30
Huîtres	0,26
Café torréfié	0,40
Pommes de terre	0,16
Poires, cerises, fraises	0,10
Carottes, choux, navets, oignons	0,10

La quantité de phosphore que contient l'organisme d'un adulte est d'environ 1.600 grammes (3 livres 1/4) ainsi répartis : 87,50 pour 100 du phosphore total sont contenus dans le tissu osseux ; 12,50 pour 100 entrent dans la constitution des parties molles ; le système musculaire en renferme 11 fois plus que le système nerveux.

Voici le tableau comparatif évaluant la richesse en phosphore des systèmes osseux, musculaire et nerveux :

Organes.	Acide phosphorique contenu dans les cendres.	
Système osseux	1.400 grammes	(50 onces 3/4) ;
— musculaire.	130 —	(4 onces 1/4) ;
— nerveux.	12 —	(199 grains) ;
Foie	10 —	(166 grains) ;
Poumons	5 —	(83 grains) ;
Sang complet	4 —	(66 grains) ;
Rate	2 —	(33 grains) ;
Reins	0 gr. 30 centigr.	(5 grains).

Substances minérales que nous perdons en 24 heures.

Bases.		Acides.	
$K^2 O$.	3 grammes (50 grains);	P^2O^5 .	3 grammes (50 grains):
Na^2O .	8 — (132 —);	$S O^3$.	2 — (32 grains):
$Ga O$.	1 gr. 1/2 (24 —);	$S O^2$.	25 centigr. (4 grains):
$Mg O$.	50 centigr. (8 grains);	$C L.$.	8 gr. 1/2 (140 grains):
$Fe^2 O^2$.	4 — (2/3ᵉ grain).	$C O^2$. .	5 centigr. (5/6ᵉ grain).

.·.

**Aliments qui peuvent rendre à nos tissus les sels de potasse
et de soude que nous avons perdus.**

	$K^2 O$	$Na^2 O$
Viande de bœuf . .	19	3
Lait.	9 à 17	1 à 10
Lait de femme. . .	5 à 6	1 à 2
Pommes de terre . .	20 à 28	0,3 à 0.6
Fraises	22	0,2
Haricots	21	0,1
Pois	12	0,2
Pommes.	11	0,1
Aliments herbacés .	6 à 18	0,3 à 1,3
Avoine, froment, seigle, orge. . .	5 à 6	0,1 à 0,4
Riz	1	0,03

.·.

Une alimentation riche en substances minérales est nécessaire
pour remplacer les pertes quotidiennes, maintenir l'alcalinité des
humeurs et l'isotonie des liquides de l'organisme; ces sels minéraux agissent aussi par leur action de présence, ils favorisent les
échanges, les phénomènes catalytiques et les processus de fermentation.

.·.

Le besoin des sels de fer, de chaux et d'arsenic varie selon
l'âge du sujet; le besoin des sels de magnésie chez l'adulte est
d'environ, 0,75 centigr. (12 grains) par jour.

.·.

Le chlorure de sodium à dose de 1 à 2 grammes par jour est
une quantité suffisante pour maintenir à l'état normal le degré

de concentration moléculaire et l'équilibre osmotique des humeurs. 1 à 2 grammes de phosphore — soit 3 à 4 grammes d'acide phosphorique — par jour, suffisent à l'alimentation quotidienne de l'adulte d'un poids moyen de 65 kilogrammes.

∴

La richesse en fer de divers aliments.

Pour 100 grammes (3 onces 1/4)

Sang de porc . . .	63 milligrammes	(1	grain);
Viande de boucherie .	37 —	(1/2	grain);
Epinards..	35 —	(1/2	grain);
Choux verts. . . .	24 —	(1/3	de grain);
Chicorée verte . . .	20 —	(1/3	de grain);
Asperges	20 —	(1/3	de grain);
Jaune d'œuf. . . .	18 —	(1/4	de grain);
Lentilles	9 —	(1/7e	de grain);
Carottes..	8 —	(1/8e	de grain);
Haricots blancs. . .	8 —	(1/8e	de grain);
Chair de poisson . .	7 —	(1/9e	de grain);
Petits pois	6 —	(1/10e	de grain);
Pommes de terre . .	6 —	(1/10e	de grain);
Raisin noir	5 —	(1/12e	de grain);
Œufs de poule . . .	5 —	(1/12e	de grain);
Orge	4 —	(1/15e	de grain);
Riz	4 —	(1/15e	de grain);
Groseilles.	3 —	(1/20e	de grain);
Lait de chèvre . . .	2,5 —	(1/25e	de grain);
Lait de vache . . .	2,3 —	(1/27e	de grain);
Poires.	2 —	(1/30e	de grain);
Pain noir.	2 —	(1/30e	de grain);
Pommes à cidre . .	2 —	(1/30e	de grain);
Pommes douces . .	1,7 —	(1/45e	de grain);
Pain blanc	1,4 —	(1/50e	de grain).

L'organisme humain renferme environ 3 grammes (45 grains) de fer et l'homme adulte a besoin de 60 à 90 milligr. (1 grain à 1 grain 1/2) pour répondre à ses besoins quotidiens.

∴

Les nitrates se trouvent dans les plantes à tout moment de leur végétation, mais particulièrement au début; dans les parties mûres, telles que les graines et les fruits, il n'y en a que de petites quantités; on en trouve une plus grande proportion dans les betteraves et les navets. La quantité de nitrates trouvée dans les légumes est même plutôt plus grande que celle qui existe dans les viandes salées. Une personne soumise à un régime consistant en légumes frais consommera plus de nitrates qu'une personne soumise à un régime mixte, légumes et viandes salées.

.·.

L'iode dans les aliments.

		Quantité par kilogramme de matières fraiches (36 onces).
Homard	1 milligramme 1/2	(1/40e de grain);
Hareng fumé . .	1 — 1/4	(1/45e de grain);
Saumon frais . .	1 — 1/4	(1/45e de grain);
Huîtres	1 — 1/5	(1/48e de grain);
Morue.	1 —	(1/60e de grain);
Anguille. . . .	0,80 —	(1/75e de grain);
Haricots verts . .	0,32 —	(1/175e de grain);
Ananas	0,32 —	(1/175e de grain);
Asperges, ail, choux	0,21 —	(1/200e de grain);
Fraises, riz, carottes	0,12 —	(1/500e de grain).

.·.

Richesse de certains aliments en chaux et en magnésie.

	Pour 100 parties sèches.	
	$Ca\,O$	$Mg\,O$
Lait de vache.	1,51	1,20
Jaune d'œuf	0,38	0,06
Lait de femme	0,243	0,05
Blanc d'œuf	0,13	0,13
Pois	0,137	0,220
Pommes de terre.	0,10	0,19
Cervelle.	0,080	0,25
Froment	0,065	0,14
Viande de bœuf	0,029	0,45

.·.

L'individu adulte n'a qu'à maintenir la *permanence de l'équilibre* minéral de son organisme, l'individu jeune, en voie de développement, doit en partie construire les tissus organiques riches en matière minérale, et il lui est évidemment nécessaire de trouver les différents sels dans la nourriture; parmi les substances minérales nécessaires à l'organisme en voie de développement se placent en première ligne les sels de chaux.

.•.

Durée de la digestion de certains aliments par un estomac normal.

Café, thé, cacao. .	1 à 2 heures.	Pain blanc . . .	2 à 3 heures.
Bière, vin et bouil-		Pain de seigle . .	3 à 4 —
lon de viande. .	1 à 2 —	Biscuits secs. . .	2 à 3 —
Lait bouilli, œufs à		Carpe, brochet, mo-	
la coque. . . .	1 à 2 —	rue	2 à 3 —
Œufs durs ou en		Saumon	3 à 4 —
omelette . . .	2 à 3 —	Hareng salé ou fumé	4 à 5 —
Pommes de terre.	2 à 3 —	Huître crue . . .	2 à 3 —
Choux-fleurs. . .	2 à 3 —	Cervelle de veau .	2 à 3 —
Asperges	2 à 3 —	Ris de veau . . .	2 à 3 —
Pois en purée . .	4 à 5 —	Poulet, perdreau,	
Lentilles en purée.	4 à 5 —	pigeon rôti . .	3 à 4 —
Carottes bouillies .	3 à 4 —	Canard, oie, dinde.	4 à 5 —
Choux-raves. . .	3 à 4 —	Lièvre.	4 à 5 —
Haricots verts . .	4 à 5 —	Langue de bœuf	
Riz cuit à l'eau . .	3 à 4 —	fumé.	4 à 5 —
Radis, concombres.	3 à 4 —	Jambon	3 à 4 —
Pommes	3 à 4 —	Bifteck.	3 à 4 —
Cerises crues ou en		Rôti de bœuf . .	4 à 5 —
compotes . . .	2 à 3 —	Rôti de veau. . .	3 à 4 —

.•.

Composition centésimale du sang de 9 animaux comestibles.

	BŒUF	VACHE	VEAU	MOUTON	PORC	LAPIN	POULE	OIE	CHEVAL Sang veineux	CHEVAL Sang artériel
Eau. . . .	79.6	78.8	83.6	79.8	76.9	81.73	78.50	81.49	81.5	81.98
Corpuscules rouges	12.3	12.6	9.25	10.2	14.6	17.07	15.4	12.14	9.87	9.67
Albumines solubles.	6.5	6.7	5.53	8.5	7.29		4.72	5.08	8.12	7.81
Fibrine . .	0.54	0.63	0.44	0.32	0.39	0.38	0.51	0.35	0.50	0.53
Graisses . .	0.22	0.22	0.13	0.18	0.19	0.19	0.23	0.26	»	»
Matières extractives.	»	0.20	0.30	0.20	»	»	0.10	»	»	»
Cendres . .	0.87	0.98	1.09	0.98	0.79	»	0.90	0.80	»	»
Auteurs	Poggiale				H. Nasse		Poggiale		Clément	

Composition centésimale du bouillon.

EAU	SUBSTANCES AZOTÉES	CORPS GRAS	MATIÈRES SALINES	VALEUR EN CALORIES	AUTEURS
92	0 gr.6 à 1 gr.1	0 gr.2 à 0 gr.4	0 gr. 13 à 0 gr.18	6.95	Munk et Ewald. p. 276.
91	0.75	»	0.41	7.44	A.Gautier. p. 144.
98	1.24	0.35	0.41	8.29	Alquier.

Sels minéraux contenus dans un litre de bouillon non salé.

Chlorure de potassium.	0,72
— de sodium.	0,15
Sulfate de potasse	0,35
Phosphate de potasse $(PO^4 K^2H)$	2,60
— de chaux $(PO^4 CaH)$	0,12
— de magnésie $(PO^4 MgH)$	0,23
— de fer $(PO^4 FeH)$	0,02

.·.

Composition comparative de la viande de bœuf crue et bouillie.
(D'après BALLAND.)

	Pour 100 parties		Pour 100 parties à l'état sec	
	Bœuf cru	Bœuf bouilli	Bœuf cru	Bœuf bouilli
Eau.	74,50	56,90	0,00	0,00
Matières azotées.	21,67	35,28	84,98	81,86
Graisses.	1,37	2,09	5,35	4,84
Matières extractives et inconnues	1,39	4,	5,40	11,20
Sels minéraux.	1,07	0,90	4,20	2,10

.·.

La valeur nutritive du bouillon donne environ 20 calories par 250 grammes (8 onces), mais il peut être augmenté de 30 calories par l'addition d'une égale quantité d'os ou de cartilages.

.·.

La viande bouillie (500 grammes) durant quatre à cinq heures à la température de 80° C. (176° CC.) perd 35 à 40 pour 100 de son poids et possède les qualités nutritives des 9/10° de la valeur totale. Si elle est divisée en petits morceaux, elle perd 50 pour 100 de son poids.

∴

La valeur nutritive du bouillon est d'environ $1/10^e$ de la viande qui a servi à le préparer.

∴

Lorsque la viande est mise dans l'eau froide, le bouillon est plus riche en matières albuminoïdes et salines. Lorsque la viande est mise dans l'eau chaude, le bouillon contient une plus grande quantité de matières grasses.

∴

Résultat obtenu par la mise de la viande dans l'eau froide ou dans l'eau chaude.

	DURÉE HEURES	TEMPÉRATURE	VIANDE CRUE	PERTE TOTALE	PERTE pour 100	MOYENNES PERTES
Viande maigre plongée dans l'eau bouillante.	3	85°	1.806 1.924 1.765	479 393 469	26.54 20.44 26.56	24.51
Viande maigre plongée dans l'eau froide.	4	60°	1.524	425	27.92	27.92

∴

La viande bouillie perd ses albuminoïdes solubles et ses peptones préexistants, une partie des matières collagènes, ses pigments solubles, ses ferments naturels, une partie de sa graisse ainsi que ses substances sapides et extractives.

∴

La cuisson prolongée de la viande détruit les zymases et la rend d'une digestion plus difficile.

La viande de bœuf grillée ou rôtie perd environ 25 ou 30 pour 100 de son poids; la viande de porc 31 pour 100, dont 20 pour 100 d'eau et 11 pour 100 de graisse.

La viande de mouton et de cheval ne contient pas d'œufs d'helminthes comme on les rencontre souvent dans les viandes de bœuf et de porc.

La viande du cheval a un goût légèrement plus sucré que celle du bœuf et possède une valeur nutritive égale si elle est de bonne qualité ; sa richesse en glycose ou glycogène varie de 0,80 à 4 pour 100.

La viande fraîche, soumise à une pression de 50 livres par cc., peut donner 30 à 40 pour 100 de sérum, lequel contient :

Extrait sec	6,7 pour 100
Matières extractives et zymases	4,7 —
Albuminoïdes	1,5 —
Sels minéraux (phosphates de potasse, de chaux, de magnésie, etc...).	0,8 —

La meilleure viande de bœuf provient d'animaux âgés de 6 à 7 ans, qui ont été engraissés au pacage dans des prés salés et de bonne qualité. L'acidité de cette viande fraîche varie entre 1 à 10 pour 100, calculé en acide lactique.

Les animaux nourris avec des drèches, des déchets, des résidus de boucherie, fournissent une viande de qualité inférieure et désagréable au goût.

Les animaux châtrés engraissent plus vite et possèdent une chair **plus** succulente que les autres. La viande de bœuf est plus agréable que celle du taureau ou de la vache. Le chapon et la poularde sont préférables au coq et à la poule ordinaires.

La viande de veau est de digestion plus difficile que celle du bœuf, parce qu'elle est plus riche en nucléines et en principes résistant aux sucres acides de l'estomac, mais elle est plus pauvre en myosines et en zymases ou ferments naturels.

.·.

Les viandes blanches sont moins excitantes, moins riches en extraits azotés et en cendres que les viandes rouges et sont, pour certains estomacs, d'une digestion plus facile.

La digestion de la viande crue est trois fois plus facile que la digestion peu rôtie ou même saignante.

.·.

Les substances protéiques de la chair musculaire sont moins assimilables après avoir été coagulées par la chaleur que si elles sont ingérées à l'état cru. Les chiens, nourris exclusivement avec des os cuits, meurent en 50 à 60 jours, tandis qu'ils vivent beaucoup plus longtemps s'ils sont alimentés avec des os crus.

La viande conservée dans des chambres frigorifiques, à la température de zéro, devient plus tendre, se ramollit sous l'action des ferments et sa saveur est modifiée si sa conservation est prolongée plus de deux mois; elle donne alors au goût la sensation d'une substance grasse; elle s'altère aussi plus facilement qu'une viande fraîche si elle est exposée à la température moyenne de 18°C. (64° F.).

.·.

Lorsque la viande est congelée à — 10 ou 12° C. (+ 5° F.), peu de temps après la mort de l'animal, elle se conserve indéfiniment et, après 6 à 10 mois, si on la fait décongeler lentement à l'air libre, elle reprend l'aspect, l'élasticité et le goût qu'elle avait avant l'introduction dans la chambre frigorifique.

.·.

En soumettant un bouillon de viande à une ébullition prolongée dans le vide, on obtient un extrait concentré de consistance pâteuse qui possède les mêmes propriétés que le bouillon frais; il faut environ 15 livres de bœuf pour obtenir une livre d'extrait concentré.

Composition centésimale de 2 extraits de viande.

	Extrait de Liebig (A. Gautier)	Extrait Cibils (G. Ponchet)
Eau	15,26	9.904
Albumine coagulable par la chaleur	0,05	1,012
Gélose	8,49	8,088 [2]
Propeptones et albumoses.	2,32	6,105
Peptones vraies		
Caséine (précipitable par acidulation avec l'acide acétique)	12 à 26,00	0,658
Créatine		1,68
Créatinine	8,30.	1.92
Carnine		2,724
Xanthine, sarcine	0,89	11,598
Matières indéterminées.		
Inosite et glycogène.	2,20 à 4,25	10,184
Lactate et inosate de potasse.	»	23,105
Matières sapides, colorantes, odorantes ; lécithines ; dérivés solubles dans l'alcool à 98° centésimaux	11,98	»
Sels minéraux solubles	21,26	31,48
» » insolubles.	1,18	

Les boites de fer-blanc destinées à renfermer les extraits de viandes ou les conserves alimentaires doivent être étamées à l'intérieur, être très brillantes et exemptes de sels de plomb ; elles doivent de préférence fermer par agrafes au lieu d'être soudées au plomb qui peut pénétrer à l'intérieur et contaminer le contenu; on a souvent trouvé dans ces boîtes 30 à 35 pour 100 de ce métal toxique.

Analyse des conserves de viande.

	CONSERVES de viande pour l'armée française (Analyse de la boîte entière)		CONSERVES de bœuf (Autriche)	CONSERVES de viande (Chicago)	POUDRE de viande (Anglaise)
	Paris Billancourt 1899	Toulouse 1897			
Eau.	63,06	58,94	66,20	64,35	10,90
Matières azotées	26,16	22,14	20,03	26,33	66,03
— grasses	8,64	16,61	12,42	9,09	3,25
— extractives	0,84	1,28	0,37	2,37	7,52
Cendres	1,30	1,08	0,98	0,86	12,30
	100,00	100,00	100,00	100,90	100,00

Pour obtenir un kilogramme de conserves de viande, il faut plus de 1.500 grammes de viande désossée.

***

Composition centésimale de la cervelle de veau et de la moelle épinière.

Eau 69,10
Matières azotées. 13,26
— grasses. 16,33
— extractives 0,12
Sels (phosphate de potasse et sel marin) . . 0,2 à 0,7
Cendres. 0,19

Composition centésimale du pain de seigle, de maïs, d'avoine et des farines d'orge et de sarrazin.

	PAIN de seigle (bluté) (Alquier)	Pumpernickel (farine non blutée)	PAIN de maïs E.Maurel	PAIN d'avoine (Gautier)	FARINE d'orge (Kœnig)	FARINE de sarrazin (Kœnig)
Eau	42,27	43,42	41,15	13,04	14,16	13,51
Matières azotées . .	6.11	7,59	5,82	8,39	11,55	8,87
Corps gras . . .	0,43	1,51	2,60	6,03	2,18	1,59
Hydrates de carbone.	49,26	45,15	49,39	69,48	70,06	74,98
Cellulose.	0,49	0,94				
Matières salines . .	1.46	1,42	1,04	3,05	2,05	1,14
Valeur en calories. .	231,46	232,14	230 »	374 »	357 »	358 »

***

Analyse centésimale du pain de froment.

(D'après BARRAL.)

	Pain entier	Croûte	Mie
Eau	38,30	17,15	44,15
Matières azotées insolubles.	6.24	7,50	5,92
— — solubles	1,86	5,70	0,75
— non azotées solubles. . .	4.04	4,88	3,79
Amidon.	47,84	62,58	45,55
Graisses.	0,81	1,18	0,70
Matières minérales.	0,91	1,21	0,84
	100,00	100,00	100,00

Les farines ou le pain contaminés sont un danger d'infection, car les microbes pathogènes survivent à la cuisson. La croûte du pain subit une chaleur variant de 122° à 140° C. et l'intérieur (la mie) d'un pain de 1 kilogr. (2 livres 1/5ᵉ) n'accuse qu'une température de 101° à 103° C.

Des cultures virulentes de bacilles de Koch enfermés dans des pâtons [enrobés de poudre de charbon, afin d'être plus aisément retrouvés], furent introduites dans des pains au moment de la mise au four. Après une cuisson normale, les pâtons furent repris et ouverts aseptiquement et les cultures furent réensemencées en milieu glycériné. Au bout de trois semaines, les cultures ensemencées furent injectées dans le péritoine de cobayes; ils moururent tous dans un état de cachexie extrême présentant sur le péritoine de nombreuses granulations miliaires et du pus riche en bacille tuberculeux (expérience M. J. Roussel); la pâte contaminée donne donc un pain contaminé. Pour remédier à ce danger d'infection, il y a lieu de recommander la fabrication du pain au moyen des procédés mécaniques.

Composition comparative du lait pur, du même écrémé et de la crème (1).

	Lait normal	Le même écrémé	Crème de ce lait écrémé à 9 p. 100	Lait normal	Le même écrémé 12 heures après	Le même écrémé après 30 heures
Eau	87,25	89,70	58,63	87,0	89,8	90,0
Extrait sec. . . .	»	»	»	12,9	10,2	10,0
Matières butyreuses.	3,50	0,77	35,00	4,35	1,35	0,93
Caséine	3,90	4,02	2,75	2,7	2,92	3,07
Sucre de lait . . .	4,60	4,74	3,12	4,98	5,05	5,06
Matières minérales.	0,75	0,77	0,58	0,79	0,77	0,80
P² O³.	»	»	'	0,105	0,12	0,12
	100,00	100,00	100,00	100,00	100,00	100,00
		POLAUX			LEMAIRE	

(1) Pour la composition du lait de femme, de vache et de chèvre, voir page 82; composition du képhir, voir page 113 du *Traité de Thérapeutique*.

Quantité de matières minérales contenues dans un litre de lait de vache. (ARTHUS.)

Chlore	1 gramme
Acide phosphorique.	2 grammes
Chaux	1 gr. 4
Potasse	2 grammes
Soude.	0 gr. 6
Magnésie.	0 gr. 2

Composition centésimale de 10 principaux fromages.

	Emmenthal ou Gruyère (moyenne)	Parmesan (moyenne)	Chester	Cantal de 5 mois (1)	Hollande (moyenne)
Eau.	34,68	31,80	35,92	36,26	36,60
Caséine.	31,41	41,19	25,99	24,59	28,21
Albumine					
Matières solubles dans l'eau bouillante. . .	1,13	1,18	7,50		2,50
Corps gras.	28,93	19,52	26,2	34,70	27,83
Sels minéraux solubles (2).	3,85	6,31	4,16	2,23	4,86
Sels minéraux insolubles				2,22	
Auteurs. . . .	(Müller)	(J. Kœnig)	(Payen)	(Duclaux)	(Payen ; Mayer)

	Roquefort (4 mois)	Gorgonzola (moyenne)	Camembert (moyenne)	Brie (moyenne)	Neufchâtel (dit Suisse)
Eau.	19.30	37,72	51,30	49,79	37,87
Caséine	43,28	25,91	19,00	18,97	17,43
Albumine					
Matières solubles dans l'eau bouillante. . .	1,50	0.23	3,50	0,83	»
Corps gras.	32.30	32,14	21,50	25,87	41,50
Sels minéraux.	4,45	4,00	4,70	4,54	3,40
Auteurs. . . .	(Blondeau)	(J. Kœnig)	(Malagutti)	(Auteurs divers)	(Malagutti)

(1) Le caillé qui avait donné naissance à ce fromage de Cantal contenait, d'après bb.faux : eau, 40,70 ; matière grasse, 30,10 ; caséine, 20.0 ; albumine coagulable, 4,10 ; matière soluble dans l'eau chaude, 4,30 ; sel marin, 0,80.

(2) Les sels solubles sont formés principalement de phosphates alcalins ; les insolubles, de phosphate de chaux, avec très peu de magnésie, d'oxyde de fer et de silice.

Composition du beurre frais.
(D'après W. BLYTH.)

Palmitine et peu de stéarine	50	p. 100
Oléine	40	—
Butyrine	7,6	—
Caproïne et capryline	0,2	—
Acides butyrique et caproïque (d'après BONN)	3 à 4	—

Composition des cendres de 4 variétés de pommes de terre.
(D'après HÉRAPATH.)

COMPOSITION	White apple	Prince's beauty	Maggie	Fortyfold
Cendres pour 100 parties de plantes fraiches	1,30	1,06	1,09	0,88
Composition de 100 p. de cendres.				
1° Cendres solubles :				
CO^2	21,06	16,67	18,16	13,33
SO^3	2,77	4,94	5,60	6,78
P^2O^5	5,72	8,92	6,67	11,43
K^2O	53,47	54,17	55,73	55,43
Na^2O	Traces.	Traces.	Traces.	Traces.
$NaCl$	Traces.	Traces.	Traces.	2,00
2° Cendres insolubles :				
CO^3Ca	0,84	2,05	1,95	2,29
CO^3Mg	3,53	0,27	2,56	0,57
SO^4Ca	Traces.	Traces.	Traces.	Traces.
$(PO^4)^2Ca^3$	3,36	0,68	5,37	2,86
$(PO^4)^2M^3$	9,25	12,30	5,54	7,62
$(PO^4)^2Fe^2$ (et Mn^2)	Traces.	Traces.	Traces.	Traces.
SiO^2	Traces.	Traces.	Traces.	Traces.
	100,00	100,00	100,00	100,00

On compte plus de 400 variétés de pommes de terre. L'alimentation avec ces solanées a la propriété d'alcaliniser le sang par les nombreux sels de potasse qu'elles contiennent Ces sels unis aux acides citrique et malique se transforment en carbonates alcalins par oxydation dans l'organisme.

⁂

La pomme de terre contient peu de chlorures et beaucoup moins de phosphates que le pain ; sa cuisson avec la pelure lui conserve son goût et ses sels alcalins. Prise en purée avec addition de lait et de beurre, elle ne laisse dans l'intestin qu'un résidu de 20 p. 100 au lieu de 45 p. 100 si elle est prise sous une autre forme.

∴

1.500 grammes de pommes de terre cuites à l'eau ou 1.200 grammes frites à la graisse représentent environ la matière azotée et amylacée que contient 1 kilogramme de pain.

∴

La chaleur et l'humidité font germer la pomme de terre avec formation de sucres et d'un glycoside toxique : *la solanine*. Pour éviter cette transformation, il est bon d'enlever les bourgeons charnus dès qu'ils croissent à la surface.

Composition de la chair de l'huître et de la moule.

	Huître	Moule
Eau.	80,52	82,20
Matières azotées	9,04	11,26
— grasses	2,04	1,21
— non azotées.	6,44	4,01
Sels minéraux.	1,96	1,30
	(D'après Koenig)	(D'après Balland).

Composition des chocolats français, allemand et espagnol.

	Chocolat français.	Chocolat espagnol.	Chocolat allemand.
Sucre de canne	57,47	55,31	41.40
Beurre de cacao	22,20	24,12	29,24
Amidon, glycose	1,83	4,44	1,48
Théobromine	1,33	0,66	1,93
Albumine	4,75	6,62	6,25
Gommes.	1,07		1.42
Cellulose soluble, pentosanes.	4,70	2,10	6,21
Acide tartrique	1,40		1,98
Tannin et matières colorantes	0,20		0,12
Matières indéterminées	1,92		3,25
Eau.	1,28	2,00	4,38
Cendres	1,75	1,65	2,34

Composition des biscuits, brioches, gauffrettes, etc...
(D'après Balan.)

	Biscuits secs	Biscuits à la cuillère	Brioches	Croquets de Bordeaux	Gaufrettes anglaises	Pain d'épice
Eau	9,20	14,00	21,10	1,00	5,70	14,60
Matières azotées. . .	7,70	9,82	9,40	10,50	8,40	3,74
— grasses . . .	2,60	6,35	22,85	12,15	1,15	1,15
— sucrées . . .	42,80	59,86	4,50	43,17	44,38	28,90
— amylacées . .	37,40	8,62	40,46	31,83	39,97	48,86
Cellulose	0,10	0,35	0,35	0,85		0,81
Cendres.	0,20	1,00	1,34	0,50	0,40	1,94
	100,00	100,00	100,00	100,00	100,00	100,00

Composition du miel, d'après Hermann Stadlinger.

Sucre interverti	70 à 80 pour 100		
Saccharose	10	—	au plus
Dextrine	10	—	au plus
Cendres	0,1 à 0,8	—	
Matières non sucrées.	5	—	et plus
Acide formique.	0,2	—	
Matières azotées	0,8	—	
Eau	20	—	au plus

Quantité d'albumine contenue dans 30 de nos principaux aliments.

Hareng fumé	45	pour 100
Gruyère	25	—
Pois secs.	25	—
Jambon fumé	24	—
Fromage canadien	24	—
Amandes	24	—
Fromage à la crème.	24	—
Haricots secs	23	—
Lentilles.	23	—
Saumon	20	—
Bœuf	20	—
Porc	20	—
Veau	19	—
Poulet	18	—
Maquereau	18	—
Mouton	17	—
Noisettes.	17	—

Hareng frais	14 pour 100.
Œufs	12 —
Farine de maïs	11 —
Farine de froment	10 —
Pain blanc	9 —
Pain de seigle	8 —
Lait	3 1/4 —
Crème	2 1/2 —
Pommes de terre	1 1/2 —
Carottes	1 1/4 —
Cerises	3/4 —
Raisin	1/2 —
Pommes	1/4 —

Diverses parties comestibles du veau.

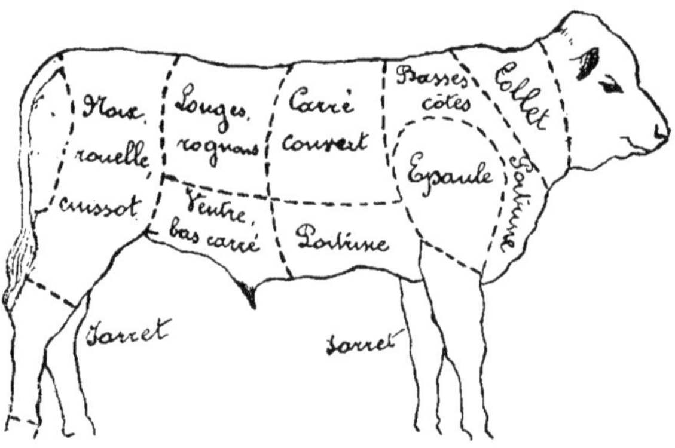

Quantité de ces différentes parties par 100 kilogrammes.

	Kilos.
Cuissot, noix, rouelle, jarret	42,5
Carrés, poitrine, ventre	17,5
Longe	7,5
Epaule	17,5
Poitrine, collet	12,5
Graisse	2,5
	100,0

Diverses parties comestibles du bœuf.

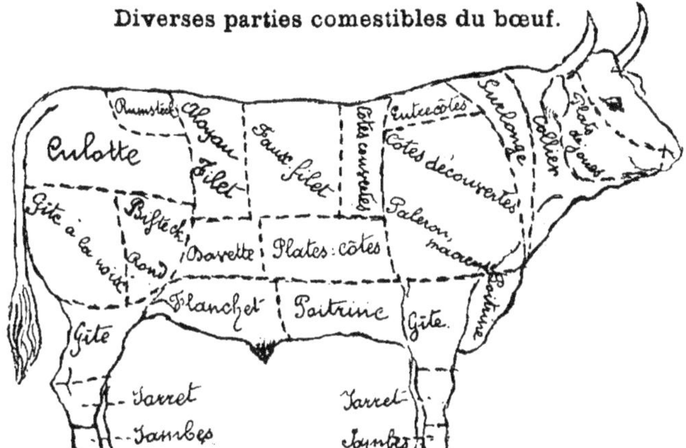

Quantité de ces différentes parties par 100 kilogrammes.

	Kilos.
Aloyau, rumsteck, filet, faux-filet	15,0
Bavette, plates-côtes, côtes couvertes, entre-côtes .	7,5
Cuisse, bifteck, gîte	20,0
Epaule, côtes découvertes, gîte.	15,5
Surlonge, flanchet, poitrine, collier, plats de joues, jambes, jarret.	32,5
Graisse.	10,0
	100,0

Diverses parties comestibles de l'agneau.

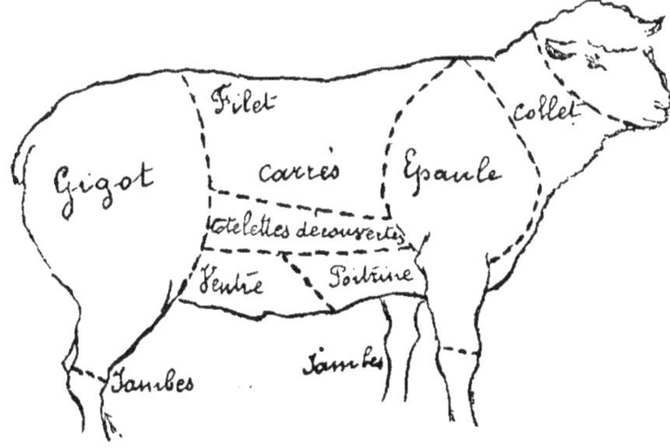

Quantité de ces différentes parties par 100 kilogrammes.

	Kilos.
Poitrine, collet, ventre	15,5
Epaule	20,0
Gigots	45,0
Carrés	15,0
Graisse	5,0

Diverses parties comestibles du porc.

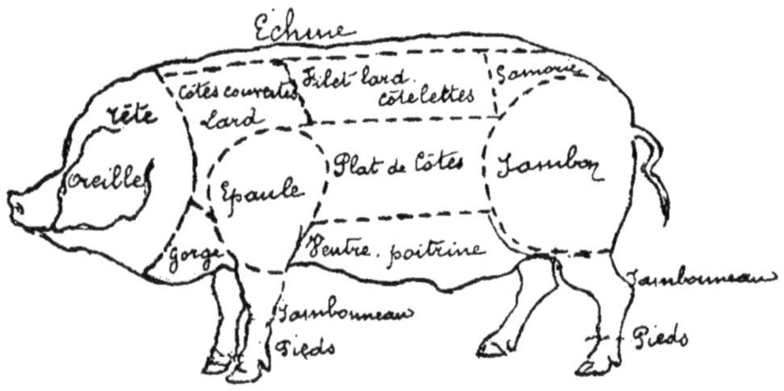

Composition centésimale de cinq différentes parties d'un même parc :

	Jambon	Jambonneau	Côtelettes	Filet	Plate-côte
Eau	69,60	69,32	73,00	73,15	74,11
Albuminoïdes solubles	8,80	3,77	2,08	2,12	3,01
Tendons, kératines membranes	7,10	7,15	10,46	6,00	12,80
Matières collagènes et pertes	10,07	13,55	4,85	9,20	4,94
— grasses	8,28	5,11	8,65	8,42	7,15
Sels minéraux	1,14	1,10	0,95	1,10	0,99
Azote total	3,14	3,70	2,16	2,52	2,85

Les matières albuminoïdes sont des substances composées essentiellement de carbone, d'hydrogène, d'oxygène et d'azote. Elles renferment presque toujours du soufre (la cystine) et des traces de fer et de phosphore, puis quelquefois du chlore, du calcium et du magnésium.

Constitution moyenne de la Molécule albuminoïde.

Poids atomique : environ 6,000

Formule chimique : $C^{72}\ H^{112}\ Az^{18}\ SO^{22}$

Albuminoïdes

Protéides

(Les protéides sont des albuminoïdes combinés aux groupes prosthétiques)

Groupes essentiels
- Acides aminés (18 connus)
  - Monoaminés : Glycocolle, Alanine, Leucine, Tyrosine, Sérine, Hystidine, etc.
  - Diaminés : Argine { Ornithine / Lysine, etc.
- Groupe sulfuré { Cystine, $6\ H^{12}\ Az^{2}\ S^{2}$ / Cystéine

Nucléo-protéides
- Albumine ordinaire
- Nucléine { Albumine ordinaire / Acide nucléique / Acide phosphorique } Purine

Groupes prosthétiques
- Nucléiniques { Acide phosphorique / Bases puriques { Adénine } Hypoxanthine / Guanine, etc. } Xanthine } Acide urique
- Chromathogéniques { Tryptophane : $C^{11}\ H^{12}\ Az^{2}\ O^{2}$
- Radicaux hydro-carbonés

Chromoprotéides { Globuline { Plasma / Lait / Œufs / Cellules / Chromatogène des hématies, etc.

Glycoprotéides { Noyau des Albumines / Radicaux des hydrates de carbone

Composition moyenne des matières albuminoïdes.

(D'après Lambling.)

Carbone. . . . . 52 pour 100
Hydrogène. . . . . 7 —
Oxygène. . . . . 23 —
Azote. . . . . 16 —
Soufre . . . . 2 —

et pour quelques-unes :

Phosphore. . . . . 0,40 à 0,80 pour 100
Fer . . . . 0,33 à 0,50 —

Groupement des acides aminés représentant l'union des atomes qui constituent les molécules albuminoïdes :

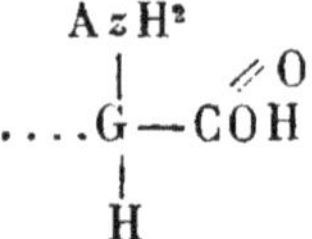

Les albuminoïdes sont (d'après M. le Pr Roger) des polypeptides dans lesquels les acides aminés sont unis de façon à former des amides acides. Comme les acides aminés sont à la fois bases et acides, nous pouvons encore dire que les acides naturels, y compris les albumoses et une partie des peptones, sont des acides multibasiques et des bases multiacides.

Les polypeptides sont des produits obtenus par l'enchaînement amidoïde des acides aminés et dont le plus simple est le glycyl-glycine ; suivant le nombre des acides aminés contenus dans leurs molécules nous aurons des di-, des tri-, des tetra- (etc.) peptides.

Les albuminoïdes diffèrent beaucoup entre elles par l'arrangement interne des parties constituantes. Ainsi, si l'on compare la leucine et l'hystidine avec la tyrosine, on trouve que la globuline doit renfermer au moins 32 molécules de leucine pour 10 d'hystidine. L'hémoglobine renferme environ 10 molécules de leucine et 12 d'hystidine, etc.

L'arginine serait, d'après Kossel, le véritable noyau de la molécule albuminoïde, le squelette sur lequel viendraient se grouper les autres molécules constituant le tout albuminoïde.

Composition chimique de quatre principales albumines.
(D'après M. le Pr Roger.)

	Ovo-albumine.	Vitelline du jaune d'œuf.	Caséine du lait de vache.	(Zéine maïs).
Glycocolle	0	1,1	0	0
Alanine	8,1	—	0,9	2,2
Valine.	—	2,4	1	0,3
Leucine	7,1	11	10,5	18,6
Sérine	—	—	0,23	0,6
Cystine	0,2	—	0,06	—
Ac. aspartique	1,5	0,5	1,2	1,4
Ac. glutamique. . . .	8	2,2	11	18,3
Lysine.	2,15	1,2	5,8	0
Arginine	2,14	1	4,83	1,2
Phénylalanine	4,4	2,8	3,2	4,9
Tyrosine	1,1	1,6	4,5	3,6
Proline	2,25	3,3	3,1	6,5
Oxyproline	»	—	0,25	—
Tryptophane	—	—	1,5	0
Hystidine.	»	2,1	2,59	0,4

Les albumines se digèrent, s'absorbent, sont transformées et assimilés par l'organisme ou le traversent en se désagrégeant et s'éliminant sous forme de carbonate d'ammoniaque, d'urée, d'eau et d'acide carbonique.

Il existe dans l'économie une albumine fixe qui constitue le noyau et le protoplasma de nos cellules et qui subit une destruction d'environ 50 centigr. (9 grains) par jour et par kilogramme de poids du corps.

Il existe aussi une albumine alimentaire labile ou circulante, qui ne fait pas partie intégrale de la composition cellulaire et forme un surplus alimentaire devant être éliminé, transformé ou brûlé par l'organisme.

Un tiers environ des albumines ingérées ne sont pas absorbées et sont éliminées sous forme d'urée : $CO < {}^{AzH^2}_{AzH^2}$ ou de corps complexes comme les créatinines, l'acide urique, les corps xanthiques, puriques, etc...

La quantité de créatinine éliminée en 24 heures par un adulte est d'environ un gramme :

$$C^4 H^9 Az^3 O^2 = H^2O + C^4 H^7 Az^3O.$$
Créatine.   Créatinine.

.˙.

Formule de constitution des *purines* qui sont des produits de décomposition des acides nucléiques, des nucléines et des nucléo-albuminoïdes :

$$HC \Big\langle \begin{array}{c} Az = CH - C - Az\,H \\ \| \\ Az\text{———}C\text{———}Az \end{array} \Big\rangle CH.$$

.˙.

L'acide urique est une trioxypurine, la xanthine une dioxypurine, l'hypoxanthine une oxypurine, l'adénine et la guanine sont des aminopurines.

.˙.

Les albumines ingérées en trop grande quantité augmentent les déchets d'élimination alimentaire, surmènent les différents émonctoires de l'organisme, troublent le métabolisme de la nutrition et deviennent une cause d'auto-intoxication ou de troubles pathologiques variés.

.˙.

Les substances albuminoïdes facilement dissociables, comme la caséine, la globuline et les proto-albumoses sont digérées beaucoup plus facilement que les hétéro-albumoses et les gélatines.

.˙.

L'ingestion d'une trop grande quantité de viande entraîne des perversions digestives, des adaptations fonctionnelles progressives, des variations considérables dans les quantités d'aliments nécessaires à l'organisme et un besoin factice beaucoup trop élevé de calories.

.˙.

Dans l'estomac, le suc gastrique transforme les substances albuminoïdes en acides albumines ou syntonines, en albumoses, en propeptones et en peptones, mais il est incapable de dissocier les acides aminés et d'agir sur la cystine, le tyrosine, le tryto-phane, etc.....

∴

Les albumines végétales provoquent une sécrétion gastrique plus grande que les albumines animales. L'abondance de la sécrétion du suc gastrique est en rapport avec les excitations psychiques, ainsi qu'olfactives et gustatives que détermine l'aliment ingéré.

∴

La sécrétion psychique est nécessaire pour commencer la digestion et celle-ci sera d'autant plus régulière que le psychisme aura plus déclanché la fonction physiologique gastrique.

∴

Le centre nerveux des sécrétions psychiques occuperait (d'après BECHTEREW), la partie antéro-latérale de la circonvolution cérébrale sigmoïde ; à la partie antérieure se trouveraient les centres pour les sécrétions pancréatiques et biliaires.

∴

Toute la pepsine élaborée dans l'estomac n'est pas également active ; sa qualité varie selon la digestibilité de l'aliment. Elle est plus abondante avec le pain qu'avec la viande et plus avec la viande qu'avec le lait.

∴

L'intensité de la digestion est plus influencée par la proportion d'acide chlorhydrique que par la proportion de pepsine.

Il suffit d'une faible quantité de ferments pour que l'albumine soit peptonisée. Les expériences de MM. Roger et Garnier ont bien mis en évidence un fait nouveau et tout à fait inattendu, savoir : qu'*un excès de ferment loin de favoriser, entrave la digestion de l'albumine.*

∴

La salive augmente la quantité et en même temps la qualité. c'est-à-dire le pouvoir digestif du suc gastrique, et favorise ainsi une évacuation plus rapide de l'estomac.

La salive, annihilée par le suc gastrique, n'a pas complètement perdu son pouvoir zymosténique et elle reste capable de renforcer les ferments amyolytiques lorsque le chyme passe dans le milieu alcalin du duodénum.

.˙.

Une solidarité fonctionnelle existe entre toutes les sécrétions des glandes du tube digestif et, soit par leur présence locale ou par les *hormones* sécrétées, la quantité ou la qualité des ferments est plus active et la digestion des aliments plus complète.

.˙.

Dans l'intestin les albumines sont peptonisées par la trypsine et par le suc pancréatique qui est activé par l'entérokynase; elles sont ensuite transformées par l'érepsine du sucre intestinal en une série d'acides aminés qui sont absorbés par la muqueuse.

.˙.

C'est surtout dans le duodénum que se complète la digestion des albumines sous l'influence des sécrétions des glandes de Brünner, de Lieberkühn, du foie et du pancréas.

.˙.

Le suc pancréatique, à l'état pur, est sans action sur les albumines, mais activé par une très faible quantité d'entérokynase il dissocie les acides aminés et transforme rapidement la molécule albuminoïde en peptone. Il suffit d'un millième de milligramme d'entérokynase pour activer 10 centimètres cubes d'acide pancréatique.

.˙.

Les sécrétions du pancréas ont aussi la propriété d'agir sur les nucléo-protéides et de transformer l'acide nucléique α, qui est composé de molécules colloïdales non diffusibles, en acide nucléique β qui est diffusible et facilement absorbé par l'intestin.

.˙.

Tous les phénomènes de la digestion s'accomplissent surtout par l'action des ferments sur les différentes espèces d'aliments. On donne le nom de *ferment* à une substance qui, par son action

de présence ou par des combinaisons intermédiaires qu'elle
détermine, produit des modifications qui n'auraient pas lieu sans
elle.

* *

Aujourd'hui on tend à admettre qu'il n'existe qu'une seule
catégorie de ferments : les ferments solubles, et que les corps
similaires (levures, bactéries, etc.), considérés comme ferments
figurés ne sont en réalité que des cellules génératrices de diastases (cellules diastasigènes).

* *

Ces ferments solubles ont une activité indéfinie et, par leur
action dans les fermentations, ils ne perdent rien de leur énergie,
quelle que soit la quantité de substances transformées.

* *

La pepsine est un ferment soluble dont le maximum
d'énergie utilisable est limité et qui s'épuise au fur et à
mesure qu'elle est employée pour la digestion des aliments. Une
certaine quantité d'eau et d'acide chlorhydrique favorise l'activité
de cette diastase et le pouvoir digestif de la pepsine.

* *

Le coefficient dynamique d'un ferment est le maximum d'énergie utilisable dans le processus de la fermentation.

* *

Certains globules blancs myélocytes polynucléaires renferment
un ferment protéolytique analogue à la trypsine qui a la propriété de dissoudre la fibrine et l'albumine de l'œuf.

Ces mêmes leucocytes possèdent aussi une caséase et un ferment capable de liquéfier la gélatine.

* *

Les cinq principaux ferments de l'économie sont : 1° les ferments
hydrolysants qui hydratent les albumines, les éthers, les glycosides, les hydrates de carbone, etc. ; 2° les ferments oxydants ;
3° les ferments déshydratants ; 4° les ferments réducteurs ; 5° les
ferments dédoublants.

Il y a lieu de distinguer deux sortes d'agents catalytiques :
les agents catalytiques positifs qui augmentent les réactions chimiques et les agents catalytiques négatifs qui paralysent plus ou
moins complètement une réaction. Ces différents phénomènes
sont influencés par la variété de la température ; ainsi, à une
température de 40° à 50° C. la réaction atteint son maximum ; à
100°, la fermentation et la catalyse cessent.

Certains ferments changent d'état pendant une réaction chimique et à la fin de la fermentation ils ont complètement disparu ;
ils ne possèdent pas, par conséquent, les propriétés d'un agent
catalyseur (καταλυσιν, dissoudre) lequel se retrouve absolument
intact à la fin de la réaction comme au début.

Entre la catalyse et la fermentation, il y a donc une différence très nette. La catalyse est le phénomène qui a lieu quand
un corps met en jeu, par sa seule présence, sans y participer chimiquement, certaines affinités qui sans lui, resteraient inactives
(Berzélius).

La fermentation est une réaction chimique caractérisée par la
transformation de substances fermentescibles en d'autres produits sous l'influence de ferments qui jouent le rôle de réactifs
positifs.

Les ferments gastriques donnent naissance à des peptones,
mais sont incapables de détacher des acides aminés et le groupement de cystine, de tyrosine et de trytophane demeure intact
et est transformé en albumose :

Les albumines, les albumoses et certains peptones ont des
caractères communs et donnent la réaction dite de biuret, savoir :
Si l'on traite une substance albuminoïde avec une lessive concentrée de potasse ou de soude, et que l'on ajoute quelques gouttes
d'une solution de sulfate de fer à 1 pour 100, on obtient une solu-

tion bleu violacé ou rosé. Cette réaction permet de déceler la
présence de substances albuminoïdes dans des liquides qui n'en
contiennent que 1 pour 10.000.

∴

Les peptides simples, c'est-à-dire ceux qui ne sont composés
que des deux acides aminés, ne donnent pas la réaction de biuret.
Il en de même des peptones *abiurétiques* qui sont constitués par
la proline, la phénylatine et le glycocolle.

∴

La trypsine et l'érepsine sont des peptases qui complètent la
peptonisation des albumines et donnent naissance à des acides
aminés diffusibles.

∴

La digestion intestinale, en même temps qu'elle rend les aliments prêts à être absorbés, prépare aussi la reconstruction des
substances protéiques et spécifiques. La muqueuse de l'intestin est
non seulement une voie d'absorption des substances digérées,
mais elle est en même temps un laboratoire qui reforme par
synthèse les molécules albuminoïdes.

∴

Le travail de dédoublement des albumines est particulier à
chaque individu, car chacun possède son chimisme spécial, ses
actions et ses réactions particulières et, dans l'élaboration de la
construction cellulaire, l'organisme opère selon ses dépenses
d'énergie, selon l'usure de ses albuminoïdes plastiques et ses
besoins de reconstitution organique.

∴

Les trois principales voies d'absorption sont les voies san-
guines — artérielle et veineuse — et les voies lymphatiques :
Les sels passent par la voie artérielle, les sucres et les substances
protéiques par la voie veineuse, les graisses passent essentiellement par la voie lymphatique (les chylifères).

Capacité moyenne de l'absorption intestinale des aliments.
(D'après Atwater.)

	Albumine pour 100	Graisse pour 100	Hydrates de carbone pour 100
Avec une alimentation animale.	97	95	98
— végétale.	85	92	97
— mixte .	92	95	97

Le coefficient de l'absorption intestinale varie suivant la qualité de l'aliment, sa quantité, et son mode de préparation. Il est plus élevé avec une alimentation animale qu'avec les végétaux; si l'aliment est mal préparé il sera plus difficilement dissous par les sucs digestifs et moins bien absorbé.

.·.

La substance albuminoïde dégradée par une digestion artificielle peut encore servir non seulement au maintien de l'équilibre azoté de l'organisme mais aussi à la formation de tissus nouveaux et à l'augmentation du poids du corps.

.·.

5 à 10 pour 100 des substances azotées ingérées sont dédoublées et absorbées dans l'estomac; 20 pour 100 ne sont qu'émulsionnées dans le chyme gastrique et 50 à 60 pour 100 dans le duodénum. Pour certains acides aminés, la résorption est de 100 pour 100 à un mètre du pylore; à la fin du duodénum, 50 pour 100 de la leucine est résorbé.

.·.

L'ingestion des ferments lactiques gêne le développement des microbes protéolytiques et diminue la désagrégation de la molécule albuminoïde ainsi que la formation des sulpho-éthers.

.·.

Le processus régulier de la désassimilation de l'organisme s'établit par les ferments qui se trouvent dans tous les tissus et qui déterminent des phénomènes d'autolyse.

Les phénomènes de désintégration métabolique peuvent être dus à une intervention microbienne ou à des actions diastasiques comme celles qui s'opèrent dans le tube digestif.

..

L'*urée* est le terme ultime de la transformation que subissent les albumines et l'*acide urique* est le résultat des transformations des nucléo-protéides. Un gramme (16 grains) d'urée dégage 2 calories 69, et lorsque l'organisme rejette cette substance, il se prive donc d'une certaine quantité d'énergie dont il n'a pas besoin ou qu'il n'a pu utiliser.

L'acide urique est d'origine soit endogène, soit exogène. L'endogène provient de la destruction des leucocytes et des noyaux cellulaires. Sa production est d'environ 40 centigr. (7 grains) dans les 24 heures. L'acide urique exogène provient des aliments riches en purines.

Quantité de purines contenues dans 10 aliments.

Bouillons et extraits de viande.	7 à 10 pour 100
Chocolat.	1,40 --
Ris de veau	1.20 --
Foie de veau	0,33 —
Bifteck	0.24 --
Filet de bœuf, poulet, dindon. . . .	0,15 --
Filet de porc	0,14 —
Saumon, jambon.	0,13 --
Mouton, lapin.	0,11 --
Lait, beurre, fromage, riz, tapioca. .	Pas de traces.

Les ferments désaminants ou oxydants (adénase, guanase, xantho-oxydase) existent dans tous les organes et transforment les bases puriques en acide urique.

..

L'acide thyminique provenant de la thymine s'unit à l'acide urique, favorise ainsi sa dissolution dans le plasma et rend son élimination plus facile.

..

L'uricémie passagère peut être produite par une alimentation trop riche en nucléine, ou purine, tels que les bouillons, les ris de veau, les chocolats, le café, les alcools. Il existerait aussi, d'après Hugo Wiener, un ferment uricolytique dans le foie, les reins, les muscles et la moelle des os.

∴

Kossel divise les agents diastasiques des albuminoïdes en diastases oxylytiques qui relâchent l'union oxygène que l'on rencontre dans les substances grasses et les hydrates de carbone et en diastases immolytiques qui, d'une façon analogue à la trypsine et à l'érepsine, séparent le groupe aminé AzH du carboxyl CO.

Huit principaux composés de l'acide nucléinique qui sont dissociés par la nucléase.

Acide phosphorique ou orthophosphorique . .
Sucre . . . .
Adénine . . . . $C^5H^5Az^5$
Guanine . . . . $C^5H^5Az^5O$
Cytosine . . . . $C^4H^6Az^3O$
Thymine . . . . $C^5H^6Az^2O^2$
Xanthine
Hypoxanthine.

Digestion de l'albumine dans l'estomac et l'intestin.

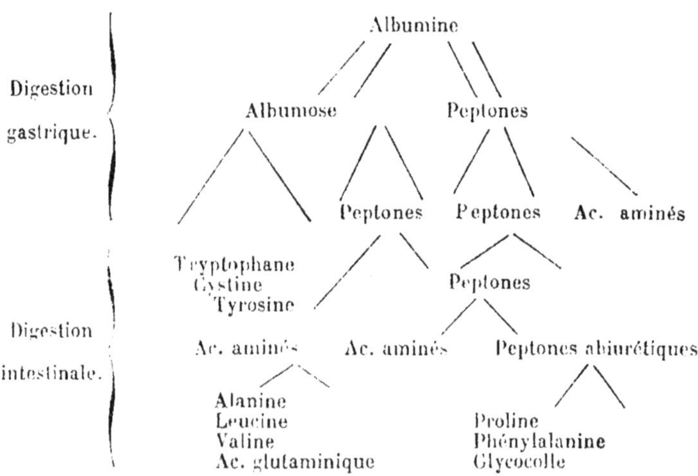

Désintégration des nucléo-albuminoïdes (d'après Sʌᴍʙᴜᴄ).

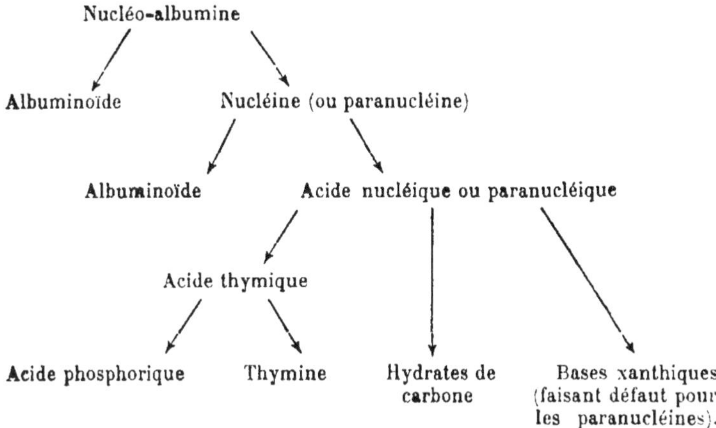

Désintégration des nucléo-protéides.

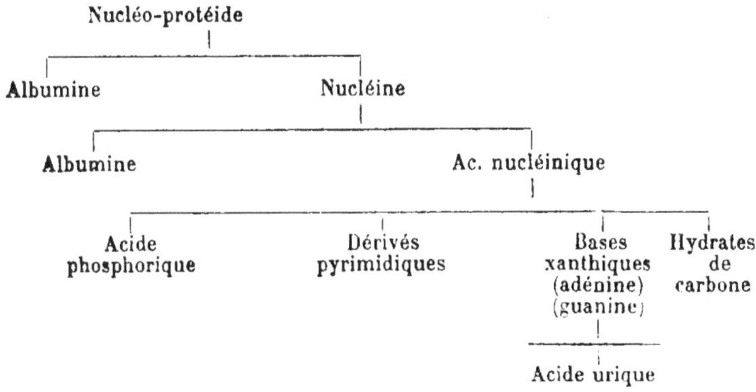

L'adénine et la guanine sont les deux substances les plus importantes qui appartiennent au groupe des bases puriques et d'où dérive l'acide urique.

L'adénine $C^5H^5Az^5$, sous l'influence d'un ferment désaminant, l'adénase, est transformée en hypo-xanthine.

La guanine $C^5H^5Az^5O$, sous l'influence de la guanase, est dédoublée en xanthine et le produit d'oxydation de ces deux corps (adénine et guanine) donne naissance à l'acide urique.

.·.

Tous les phénomènes de transformation des substances nucléo-protéides s'opèrent dans tous les organes, car les ferments désaminants (nucléase, adénase, guanase) sont répandus dans presque tous les tissus de l'économie.

.·.

Lorsque l'évacuation des matières fécales est retardée depuis plus de trente heures chez des personnes qui suivent un régime alimentaire hygiénique, il existe un état de stase intestinale et de constipation.

.·.

A l'état normal, les matières qui doivent être rejetées passent dans l'intestin grêle durant deux à quatre heures et séjournent dans le gros intestin environ quatorze heures.

.·.

La constipation accidentelle s'observe dans la plupart des maladies infectieuses aiguës et chez ceux qui changent rapidement de régime alimentaire habituel. Les causes occasionnelles sont nombreuses : Impossibilité de se présenter à la garde-robe à heure fixe, long trajet en chemin de fer, chagrins, soucis, effort intellectuel prolongé, travail sédentaire, sudation ou polyurie exagérée, etc.

.·.

Le traitement de la *constipation habituelle* doit remédier aux quatre principaux éléments pathogéniques suivants :

1° A la diminution des sécrétions glandulaires (40 à 50 millions de glandes de Lieberkühn) et à la déshydratation du bol fécal qui, à l'état normal, doit contenir 75 pour 100 d'eau ;

2° A l'insuffisance des agents catalytiques positifs et des ferments qui produisent des réactions physico-chimiques nécessaires pour la digestion et les contractions intestinales (sécrétine, pseudopepsine, amylase, lypase, entérokynase, trypsine, érepsine, etc.);

3° A l'absence ou à l'insuffisance du liquide biliaire qui possède une *action anticoagulante* et qui est un puissant excito-moteur des fibres intestinales;

4° A la diminution du bol fécal et aux contractions spasmodiques et segmentaires du gros intestin localisées quelquefois au côlon descendant (corde colique de Glénard), mais le plus souvent à l'S sigmoïde.

Quantité de graisses contenues dans 30 de nos principaux aliments.

Saindoux fondu	99 pour 100
Beurre	85 —
Lard salé	84 —
Cacao	67 —
Noisettes	62 —
Noix	52 —
Amandes	50 —
Chocolat	48 —
Oie	45 —
Fromage à la crème	43 —
Porc	37 —
Jambon fumé	34 —
Foie gras	38 —
Jaune d'œufs	31 —
Gruyère	29 —
Mouton	28 —
Anguille	28 —
Fromage canadien	27 —
Crème	20 —
Langue de bœuf	18 —
Canard	16 —
Saucisson	15 —
Filet de bœuf	15 —
Gigot de mouton	14 —
Saumon	12 —
Sardine	12 —
Œufs	10 —
Huîtres	6 —
Lait	4 —
Pain	1 1/2 —

Trois principales variétés de selles que tout praticien doit bien connaître :

1° Les selles grisâtres ou même blanches, sèches ou de consistance argileuse, donnant une réaction acide et une odeur rance, témoignent d'une mauvaise digestion des graisses;

2° Les selles résultant de l'indigestion des hydrates de carbone sont brunâtres, parfois jaunes, de consistance pâteuse, de réaction acide et d'odeur aigre;

3° Les selles dites catarrhales contiennent un excès de mucus et sont très odorantes, ce qui dénote le plus souvent une putréfaction des substances albuminoïdes.

Composition normale des selles après un repas composé de : 250 gr. de lait, 100 gr. de pain, et 30 gr. de beurre.

(D'après NORDEN et MULLER.)

Graisses neutres	24,2	pour 100
Acides gras	38	—
Savons	37	—

Poids des matières fécales selon l'alimentation.

(D'après M. le Pr ROGER.)

	Quantité d'aliments ingérés.	Poids des matières.
	grammes.	grammes.
Carottes	5.193	1.092
Choux	3.831	1.670
Pommes de terre	3.078	635
Lait	2.438	96
Viande	1.435	64
Nouilles	1.435	64
Pain bis	1.360	815
Pain blanc	1.237	109
Œufs	948	64
Maïs	750	198
Macaroni	695	98
Riz	638	195
Graisses	611	375

**Quantité de gaz évacués par l'intestin
selon l'alimentation.**

(D'après Buge.)

	Légumes secs.	Lait.	Viande.
	cc.	cc.	cc.
CO_2	34	16,8	13,6
Az (provient de la viande) . . .	19,1	38,3	45,9
H.	2,3	43,3	3
CH_4 (provient de la cellulose) . .	44,5	0,9	37,4

Le tube digestif contient aussi de l'azote et de l'oxygène provenant de la déglutition. Tous ces gaz favorisent la digestion et les mouvements péristaltiques de l'intestin.

Principaux caractères des graisses alimentaires :

	Margarine	Saindoux	Gras de bœuf	Huile de coco
Densité à 15°.	0,930	0,931 à 0,932	0,930	0,921
Point de fusion	42 à 45°	32 à 33°	46°	26 à 28°
— de solidification. .	38 à 41°	26ᶜ	36°	22°,5
— de fusion des acides gras.	47 à 49°	35°	49°,5	22 à 23°
Point de solidification des acides gras	43 à 44°	34*	43°,5	19°,8
Déviation de l'oléoréfractomètre.	—17°	—12°,5	—16°	—54°
Acides gras fixes pour 100 (Hehner)	95 à 96	96,15	96 à 96,50	87,40
Indice de Reichert, Meissl Wollny.	1 à 4	0,5 à 1,0	0,5 à 1,0	12,50
Indice de saponification .	190 à 195	195 à 196	196	258 à 269
— d'iode	55	59	37 à 40	8,9

*
* *

Les matières grasses alimentaires sont des composés de triglycérides ou éthers neutres unis aux acides gras. Les acides gras ($C^nH^{2n}O^2$) que l'on trouve dans les aliments sont des acides palmitique ($C^{15}H^{31}CO^2H$), stéarique ($C^{17}H^{35}CO^2H$) et oléique ($C^{18}H^{34}O^2$).

Les graisses animales sont composées, en proportions variables pour chaque espèce animale, de tripalmitine, de tristéarine et de trioléine ; souvent on y trouve aussi des acides butyrique, caproïque, caprilique, caprique, etc...

..

Les huiles végétales sont surtout formées de graisses neutres, la trioléine ou l'éther trioléique de la glycérine ; lorsqu'elles sont fraîches et pures elles sont sans odeur et sans saveur : la mise en liberté d'acides gras donne à ces substances une odeur et une saveur particulières.

..

Les aliments gras diminuent la sécrétion psychique du suc gastrique ainsi que la production de l'acide chlorhydrique, mais ils activent les sécrétions pancréatiques qui ont la propriété de les dédoubler en glycérine et en acides gras.

..

L'estomac contient dans sa portion fundique un ferment lipolytique qui émulsionne, dédouble et transforme les graisses en mettant les acides gras en liberté.

..

La digestion des graisses s'opère surtout dans l'intestin grêle au moyen de lipases pancréatiques et aussi par des lipases intestinales qui sont rendues plus actives par la bile.

..

L'alcalinité de la bile dissout une petite quantité de graisses et favorise la formation des savons. L'absorption de ces substances digérées commence ordinairement deux heures après l'ingestion et continue durant près de vingt à trente heures.

..

Une partie des graisses digérées diffuse dans les cellules de l'intestin où elles sont reconstituées par synthèse et absorbées sous forme de graisses neutres. La muqueuse intestinale fait ainsi des graisses neutres avec les sels des acides gras, c'est-à-dire les savons.

**

Les graisses qui suivent la voie des chylifères passent dans les ganglions mésentériques où elles sont encore transformées par une lipase avant de pénétrer dans le canal thoracique, puis dans la petite circulation, et enfin dans le torrent circulatoire.

**

La digestion des graisses est d'autant plus facile que son point de fusion est moins élevé, et ce point de fusion s'élève en rapport avec le poids moléculaire; leur facilité d'absorption varie suivant leur nature : l'oléine est la graisse la plus liquide et la stéarine est celle qui est la plus solide.

**

Les savons sont les sels des acides gras solubles dans l'eau. Ceux qui sont insolubles proviennent des métaux alcalins.

**

La plus grande partie des graisses est absorbée par les vaisseaux chylifères et s'accumule dans l'organisme particulièrement aux endroits soumis à des mouvements répétés : sous la peau, dans les replis du péritoine, du mésentère, des épiploons, etc. La moelle des os s'enrichit progressivement de graisses et chez l'adulte on en trouve près de 50 pour 100.

**

La graisse absorbée par la veine porte est arrêtée par le foie, pénètre dans les cellules endothéliales, s'accumule dans le laboratoire hépatique et sert à la production du sucre et du glycogène.

**

Dans l'organisme, les graisses neutres se dédoublent, s'hydratent, s'oxydent, donnent de l'acide carbonique et produisent 8 calories 45 par gramme. La reconstitution des graisses serait un phénomène de déshydratation.

Transformation théorique de l'oléo-palmito-stéarine :

$$C^{55}H^{104}O^6 + 156\,O = 55\,CO^2 + 52H^2O.$$

Les albumines et les hydrates de carbone peuvent se transformer en graisses et servir à la formation d'un tissu adipeux, soit par oxydation (Chauveau), soit par hydratation (Gautier). L'albumine qui abandonne de l'azote, du soufre et un peu d'oxygène donne naissance à de l'urée et à des sulfates et laisse du sucre et des graisses.

.·.

La monobutyrine, l'éther butyrique et d'autres éthers sont dédoublés si on les injecte dans les tissus à l'abri des actions bactériennes. La lipase que contiennent tous les tissus suffit pour opérer cette transformation; le pouvoir lipolytique du ferment varie avec chaque tissu. Les lipases du sérum et des muscles sont moins actives que celles des autres tissus.

.·.

La peau et les glandes sébacées, les glandes de l'oreille, les glandes de Méibomus excrètent une grande quantité de substances grasses de composition variable.

.·.

A l'état normal, le sang contient 1,7 pour 1000 de graisses, mais à l'époque de la grossesse, de l'allaitement ou à la suite d'une alimentation riche en graisses, la proportion peut s'élever à 3 pour 1000.

.·.

La lipémie s'observe dans le diabète, la goutte, la leucémie, la tuberculose, l'alcoolisme, etc... Chez les diabétiques, la quantité de graisses trouvée dans le sang peut être de 150 à 250 pour 1000.

.·.

La dégénérescence graisseuse de différents organes (foie, reins, cœur, etc.), se fait aux dépens des albumines qui seraient privées d'une oxydation suffisante à leur vitalité parce que les globules rouges ont perdu leur propriété de fixer et de transporter l'oxygène.

Les anomalies d'assimilation des graisses peuvent conduire, d'après M. le Prof. Czerny, à une *diathèse exudative* caractérisée par une déviation des substances nutritives portant particulièrement sur les graisses. Cette assimilation défectueuse, tantôt en plus, tantôt en moins, s'observe chez les nourrissons dont le pannicule adipeux est quelquefois trop développé ou parfois réduit à rien.

Digestion et absorption des graisses.

| | Sur 100 parties de graisse ingérée | | Sur 100 parties de graisse fécale | | |
	Graisse absorbée	Graisse fécale	Graisses neutres	Acides gras	Savons
Etat normal	95	5	24	38	37
Insuffisance pancréatique. . .	30	70	85	10	5
— biliaire.	55	45	63	25	12
— pancréatico-biliaire	10	90	90	9	1

Les lipoïdes sont des substances ressemblant aux graisses qui font partie constante du protoplasma cellulaire ; ils sont caractérisés par leur solubilité dans l'alcool, l'éther, le chloroforme et par leur propriété de former avec l'eau des solutions colloïdales ou des émulsions.

.˙.

Les lipoïdes, ainsi que les graisses, les acides gras et leurs sels, figurent dans toutes les cellules de l'organisme mais se trouvent en plus grande abondance dans le tissu nerveux. L'action anesthésiante des narcotiques montre combien ces lipoïdes sont facilement solubles par les anesthésiques.

.˙.

Les lipoïdes répandus dans les humeurs de l'organisme ont diverses propriétés : les uns sont hémolytiques, d'autres favorisent la production d'hémolysine et certains lipoïdes protègent les globules rouges contre les substances qui tendent à les détruire.

.˙.

L'hémolyse peut être déterminée au moyen des lipoïdes ; ainsi la présence de la cholestérine ($C^{27} H^{44} O$) (lipoïde aphosphoré) dans le sérum sanguin rend plus difficile l'hémolyse des hématies ; au contraire, la lécithine (lipoïde phosphoré) paraît faciliter les globules rouges et si, dans l'eau physiologique additionnée de venin de cobra et de globules rouges, on ajoute de la lécithine, l'hémolyse sera complète. Ces globules restaient inaltérés avant l'addition de cette dernière substance.

La cholestérine (Chevreul, 1815) est le seul lipoïde aphosphoré connu. Elle fut découverte en 1775 par Conrandi dans les calculs biliaires. C'est une substance blanche, brillante, légère, onctueuse, insoluble dans l'eau, soluble dans l'alcool à chaud, dans les éthers, le chloroforme, les huiles grasses, les sels biliaires. La cholestérine semble faire partie intégrante de la cellule animale. On en retrouve 16 1/2 pour 100 dans la substance blanche du cerveau et de la moelle épinière et 3 1/2 pour 100 dans la substance grise.

La cholestérine, qui joue un rôle protecteur antihémolytique, a une action thérapeutique manifeste dans certains ictères hémolytiques et comme traitement de l'anémie pernicieuse.

Les lécithines sont des graisses phosphorées distéariques insolubles dans l'eau, soluble dans l'alcool à 90 pour 100 et l'éther ou mieux dans un mélange d'alcool et d'éther ou dans les huiles neutres.

La combinaison de la lécithine et du glycose produit la *jecorine*, substance qui sert à fournir au sang le sucre nécessaire au maintien de sa composition normale.

Composition de la margarine.
(D'après A. GAUTIER.)

Stéarine	46,9 pour 100
Palmitine	22,3 —
Oléine	30,4 —
Butyrine et caproïne	9,4 —
Acide butyrique	0,10 à 0,20 —

Mode de préparation :

Les parties grasses des organes internes du bœuf, du veau et même du mouton, sont recueillies à l'*état frais*, hachées, lavées pour entraîner le sang et fondues à 48°-50° en les malaxant sous l'eau. Les graisses ainsi purifiées, et privées de leurs membranes sont décantées et refroidies à 30° jusqu'à cristallisation de la stéarine. On soumet alors toute la masse à une forte pression qui enlève l'excès de cette dernière substance et laisse une matière plus fluide, l'*oléo-margarine*. Celle-ci est projetée à travers des tubes fins à jets forcés, dans de larges récipients où elle se divise et forme une émulsion que l'on mélange avec un peu de lait frais ; on colore en jaune au rocou, quelquefois même on additionne d'un peu de jaune d'œuf et l'on baratte. On obtient ainsi un beurre factice qui, lavé et fortement comprimé, prend l'aspect du beurre ordinaire. Cette margarine a l'avantage d'être moins altérable, moins rancissable que le vrai beurre. On peut donc plus facilement la conserver et l'expédier dans les pays chauds partout où manque le beurre. C'est une bonne préparation lorsqu'elle est vendue sous son vrai nom et utilisée pour remplacer les beurres de qualité inférieure.   Gautier.

Quantité d'hydrates de carbone contenue dans 30 de nos principaux aliments.

Sucre	99	pour 100
Riz	80	—
Farine de sarrazin	77	—
Farine de froment	75	—
Miel	75	—
Biscuits secs	73	—
Figues	70	—
Mélasse	70	—
Farine de maïs	68	—
Dates	61	—
Pois	60	—
Lentilles	59	—
Haricots	55	—
Raisins secs	55	—
Chocolat	54	—
Pain blanc	53	—
Pain de seigle	53	—

Pommes séchées . . . . 50 pour 100.
Pommes de terre . . . . 15 —
Raisin frais. . . . . 15 —
Noix . . . . 12 —
Cerises . . . . 10 —
Carottes . . . . 9 —
Oignons . . . . ˙ . . . . 9 —
Betteraves . . . . 9 —
Poires . . . . 8 —
Fromage canadien . . . . 6 —
Lait . . . . 5 —
Crème . . . . 5 —
Choux . . . . 5 —

Les hydrates de carbone sont des corps ternaires dans lesquels la quantité d'hydrogène et d'oxygène est dans le même rapport que la quantité d'hydrogène et d'oxygène dans l'eau, formule type $C^4 (H^2 O^6) N^1$.

Division et subdivision des trois principaux hydrates de carbone.

I. — *Les glycoses ou monosaccharides* $C^6 (H^2 O)^6$

(donnent plusieurs familles selon le nombre d'atomes d'oxygène que renferment leurs molécules).

Le glycose ou glucose ou sucre de raisin . . $C^6 H^{12} O^6$
Le levulose ou fructose ou sucre de fruits. . $C^6 H^{12} O^6$
Le galactose . . . . $C^6 H^{12} O^6$

II. — *Les saccharoses* $C^{12} (H^2O)^{11}$.

Le saccharose ou sucre de canne ;
Le lactose ou sucre de lait ;
Le maltose.

II. — *Les polysaccharides ou polyoses*

(sont des colloïdes possédant plusieurs fonctions alcooliques).

L'amidon . . . . $(C^{72} H^{120} O^{60})$
La cellulose (la plus répandue dans les végétaux) ;
Le glycogène ;
Les dextrines (les plus répandues) ;
L'inuline.

Tous les aliments hydrocarbonés donnent théoriquement par 10 grammes de glucose qu'ils contiennent 50 grammes d'alcool, 48 de gaz carbonique, des traces de glycérine, d'acide succinique, etc.

**Action de la salive sur différents amidons et temps nécessaire
à leur saccharification.**

(D'après Georgiesky.)

Pommes de terre	2 à 4 heures
Blé.	30 à 60 minutes
Orge	10 à 15 —
Avoine	6 à 7 —
Seigle.	3 à 6 —
Maïs	2 à 3 —

Les ferments sécrétés par les glandes salivaires et certaines
bactéries de la bouche auraient aussi la propriété d'agir sur différents glycosides, soit par action directe, soit en stimulant
les ferments protéolytiques que renferment les différents aliments. Dans l'estomac, l'amidon est saccharifié par l'amylase
gastrique, et les féculents sont modifiés puis en partie transformés
en érythro-dextrine.

.·.

L'amidon saccharifié par la salive se transforme simultané-
ment sous l'action des ferments myolytiques en amidon soluble
ou amylo-dextrine, en érythro-dextrine, en achroo-dextrine, en
isomaltose et en maltose.

.·.

Dans l'estomac, les aliments se disposent en couches stratifiées
dans la région du cul-de-sac et les substances amilacées situées
au centre de la masse ne sont pas attaquées par l'acidité gastrique
et continuent à subir l'action myolytique des ferments de la
salive.

.·.

Avec un régime d'aliments amylacés secs (pain grillé, biscottes,
gâteaux secs, sucrés ou non) on augmente la quantité des ferments
salivaires et le pouvoir amyolytique du milieu gastrique. L'on
peut, par ce moyen, remédier aux troubles d'une digestion intestinale qui se manifeste par de la constipation, de la colite muco-
membraneuse, une assimilation défectueuse et la diminution du
poids du corps.

La digestion des substances hydrocarbonées se termine dans l'intestin. Le suc pancréatique agit spécialement sur l'amidon et il possède une amylase, une dextrinase et une maltase qui donnent naissance à du maltose et à du glycose.

La digestion des substances hydrocarbonées se termine dans l'intestin. Le suc pancréatique agit spécialement sur l'amidon et il possède une amylase, une dextrinase et une maltase qui donnent naissance à du maltose et à du glycose.

Dans l'intestin, les dissaccharides sont rapidement dédoublés et la maltose donne deux molécules de glycose.

La saccharose est intervertie dans toute la longueur de l'intestin grêle, mais le ferment n'est pas également réparti partout; le duodénum et le jéjunum sont les parties qui en contiennent le plus.

Les ferments intestinaux sont rendus plus actifs par la présence de certains sels; ainsi les chlorures de sodium, de potassium et certains polysaccharides (cellulose, inuline), qui sont inutilisés par l'intestin, servent à renforcer l'action des ferments (amylase, maltase, saccharase, invertine, lactase, etc).

Dans le duodénum, la plupart des hydrates de carbone subissent une hydrolyse intense, dans les proportions suivantes :

    La saccharose . . . . 34 pour 100
    L'érythro-dextrine 51   —
    L'amylo-dextrine 68   —
    L'amidon 55   —

La résorption dans le duodénum s'opère de la façon suivante :

    Glucose . . . . 22 pour 100
    Saccharose 31   —
    Amidon 9   —
    Erythro-dextrine 6   --

L'absorption est plus active dans le jéjunum et s'opère ainsi :

    Erythro-dextrine . . . . 60 pour 100
    Amylo-dextrine 50   —
    Glucose 56   —
    Amidon 34   —
    Saccharose 31   —

La cellulose qui forme les parois de toutes les cellules végétales ne paraît pas être utilisée par l'intestin mais semble indispensable à la physiologie des sécrétions et au péristaltisme intestinal. Il existe plusieurs variétés de cellulose ; la cellulose vraie possède six fonctions alcooliques ; les celluloses sont transformées par les microbes de l'intestin et donnent naissance à des acides lactique, butyrique et propionique, ainsi qu'à de l'alcool, à de l'aldéhyde et à un dégagement de gaz (CO_2 HCH_3).

* *

Les microbes de l'intestin déterminent quelquefois des fermentations intestinales par leur action sur les substances hydrocarbonées et les acides acétique, butyrique, propionique et valérianique qui se produisent arrêtent les phénomènes de la digestion et sont la cause d'auto-intoxications.

* *

Quantité moyenne de glycogène contenu dans différents organes.

(D'après Schöndorff.)

Foie	11,61 pour 100
Muscles	2,05 —
Intestin	0,85 —
Os	0,84 —
Peau	0,67 —
Cœur	0,40 —
Cerveau	0,20 —
Sang	0,004 —

Les molécules sucrées dans l'organisme se désagrègent et donnent naissance à la glycérose, aux acides lactique, acétique, formique, glycuronique et peut-être à une certaine production d'alcool.

* *

Au moyen des hydrates de carbone, on peut épargner la dégradation des substances albuminoïdes, mais non avec les graisses car cet aliment est très peu producteur de glycogène.

* *

La quantité de glycogène de l'organisme est maintenue au degré normal au moyen de ferments glycolytiques. Les globules rouges, mais surtout les globules blancs, contiennent un ferment glycolytique qui est stimulé par une sensibilisatrice élaborée par les îlots hépathiques de Lengerhans ; l'hypersécrétion du pancréas augmente la glycolyse sanguine et son insuffisance la diminue et augmente la glycémie ainsi que la glycosurie.

Consommation de sucre par tête dans différents pays.
(D'après GARDNER.)

	kilogrammes.
Angleterre	39,2
Etats-Unis.	30
Danemark.	19,8
France.	12,7
Allemagne	12,2
Belgique	9,9
Autriche	7,6
Russie.	5
Italie et Espagne	3,5

Composition chimique de l'eau.
(Chiffres adoptés par le Laboratoire Municipal de la Ville de Paris) (*).

Dosages	Eau pure	Eau potable	Eau suspecte	Eau mauvaise
	degrés	degrés	degrés	degrés
Extrait à 110°	»	»	plus de 500	»
Degré hydrotimétrique total.	5 à 15	15 à 20	plus de 30	plus de 100
Degré hydrotimétrique permanent	2 à 5	5 à 12	12 à 18	plus de 20
Matière organique en oxygène (solution acide ou alcaline)	moins de 1	1 à 2	3 à 4	plus de 4
Nitrates, en nitrate de potasse.	»	»	plus de 10	»
Ammoniaque	»	»	0 à 1	plus de 1
Chlorure de sodium.	moins de 27	30 à 70	80 à 160	plus de 160
Sulfate de chaux	3 à 8	8 à 50	50 à 85	plus de 85
Chaux.	»	»	plus de 200	»
Magnésie.	»	»	plus de 30	»
Acide phosphorique	»	»	traces	»

(*) Ces chiffres expriment les doses en milligrammes par litre.

Une eau potable doit être limpide, sans odeur, fraîche, sans fadeur, sans matières organiques, d'un goût agréable, faiblement calcaire (sans alumine ou sulfate de chaux ou de magnésie) bien aérée et contenir par litre environ 30 cc. de gaz dont 5 cc. au moins d'oxygène et 1 1/2 à 3 grammes de matières minérales dont la moitié serait du carbonate de chaux.

La qualité de l'eau et sa richesse en sels doit être constante, afin que nos tissus y trouvent toujours un complément nécessaire à l'alimentation ; elle doit contenir les sels minéraux de fer, d'arsenic, de fluor, de silice, etc..., mais particulièrement des sels de chaux qui ne se trouvent pas en quantité suffisante dans les aliments.

L'homme adulte a besoin, durant les 24 heures, d'environ 30 à 35 grammes d'eau par kilogramme de poids ; la moitié de cette quantité est éliminée par les reins. L'adulte, d'un poids moyen de 165 kilos (143 livres), qui absorbe 2.200 grammes d'eau tant sous forme de boisson que mêlée aux aliments, en élimine environ :

Par les urines.	1.200 grammes
Par la peau.	750 —
Par les poumons.	500 —
Par les intestins	100 —

Une eau trop riche en sulfates terreux forme des sulfures en présence des matières organiques et possède une odeur et un goût désagréables ; les eaux troubles magnésiennes sont amères et favorisent le développement des cultures microbiennes.

L'eau de pluie ne constitue pas une bonne eau potable ; elle ne contient pas assez de gaz en solution et renferme beaucoup de germes de moisissures, de bactéries, de matières organiques, etc... Avant d'être donnée à la consommation, elle doit être filtrée et purifiée par un séjour prolongé dans des citernes couvertes creusées dans le sol.

.·.

La congélation de l'eau ne détruit pas toutes les bactéries et les vibrions septiques qu'elle renferme. La glace provenant d'une eau impure ne doit pas servir au refroidissement direct des boissons ; elle ne peut être considérée alimentaire que si elle provient d'une eau filtrée ou stérilisée.

.·.

La plus grande partie des impuretés que renferme un bloc de glace artificiel se trouve particulièrement réunie au centre ; les parties périphériques paraissent chimiquement et bactériologiquement pures.

.·.

La teneur en oxygène dissous dans une eau potable ne doit jamais être inférieure à 3 cc. par litre.

Composition du café.

(D'après Wolff.)

	Café de Ceylan torréfié	Café de chicorée torréfié	Café de figues torréfiées	Café de malt torréfié
Humidité	1,96	5,99	7,83	2,07
Matières albuminoïdes solubles dans l'eau	6,87	6,75	4,44	2,26
Matières albuminoïdes insolubles	4,00	0,00	3.00	0,36
Sucres	1,43	10,23	35,70	1,73
Dextrines	0,90	1,40	2,30	15,82
Caféine	1,12	0,00	0,00	0,00
Matières non azotées solubles	13,26	39,67	25,55	20,90
— non azotées insolubles	23,66	7,51	7,46	29,83
Cellulose et lignine	28,10	12,34	6,18	9,60
Matières grasses	15,05	2,23	3,07	5,24
Substances minérales solubles	2,44	3,62	3,00	1,22
— — insolubles	1,21	2,26	1,47	1,97
	100,00	100,00	100,00	100,00

Composition du thé.

	D'après Ch. Girard.	D'après J. Kœnig (moyenne résultant de 158 analyses).
Eau	11,49	9,51
Matières azotées	21,22	24,50
Caféine	1,35	3,58
Huile essentielle	0,67	0,68
Résines, chlorophyle, graisses .	3,62	6.39
Gomme et dextrine	7,13	6,45
Tannins	12,36	15,65
Pectines	16,75	16,02
Cellulose.	20,30	11,58
Cendres	5,11	5,65
	100,00	100,00

Composition centésimale de 8 différentes bières (pour 100 cc.).

(D'après Kœnig.)

	Alcool en volumes p. 100 ou degré	Extrait sec	Cendres	Sucre	Acidité en acide lactique
Porter (Londres) . . .	5,2	6,4	0,32	»	»
Ale (Ecosse).	5,8	10,5	»	»	»
Bière Tourtel (Nancy) .	5,8	7 gr. 6	0,35	»	»
Bière Fanta (Paris) . .	4,7	6,53	0,20	1,15	»
Munich (Salvator) . .	4,35	9,78	0,7	»	0,18
Bière de Hambourg. .	3,98	6,76	0,25	»	0,16
— de Pilsen . . .	3,47	4,97	0,17	»	0.16
Faro (Belgique) . . .	4,32	5,15	0,29	»	0,89

Analyse de 3 variétés de cognacs (quantité par litre).

(D'après P. Breteau.)

	Fine Champagne	Conservé dans bons bois	Conservé dans fins bois
Acidité.	0 gr. 660	0 gr. 432	0 gr. 360
Aldéhydes.	0 gr. 777	0 gr. 0686	0 gr. 0910
Furfurol	0 gr. 0094	0 gr. 0186	0 gr. 097
Ethers.	0 gr. 8999	0 gr. 8800	0 gr. 9750
Alcools supérieurs. .	1 gr. 439	0 gr. 9048	0 gr. 9750
Alcool absolu en 100 :			
Volumes en 5° . . .	59	66	65
Densité à +15°. . .	»	0 gr. 8999	0 gr. 9022
Extrait par litre. . .	0 gr. 002	0 gr. 0056	0 gr. 0005

Le parfum de cette boisson est surtout dû aux éthers, aux acétals qui s'y forment, à certaines essences préexistant dans le raisin ainsi qu'à certains alcaloïdes hydropyridiques qui se produisent au cours de la fermentation.

Composition par litre de différents cidres (d'après M. X. Roques).

	CIDRES NON MOUSSEUX						CIDRES MOUSSEUX		
	Cidre doux, moyenne de 4 échantillons	Gros cidre (environs de Bayeux)	Cidre pur de plaine (Yvetot)	Cidre vieux de Normandie	Cidre allemand non mousseux (Spierling)	Cidre allemand non mousseux (Borsdorfer)	Cidre mousseux de Redon (Bretagne)	Cidre mousseux de Villaviciosa (Espagne)	Cidre mousseux de diffusion de Gournay
Alcool (en degrés) .	1°,7	3°,0	4°,4	4°,8	5°,5	5°,45	5°,45	5°,1	5°,25
	gr.	gr.	gr.	gr.	gr.	gr.	gr.	gr.	gr.
Extrait sec à 100° .	66,98	53,20	61,30	20,90	15,68	15,8	62,96	68,20	62,96
Sucre réducteur. .	»	16,50	3,70	4,40	1,74	1,34	43,62	53,79	43,61
Acide tartrique . .	»	»	»	»	0,40	0,42	0,70	0,32	0,70
Tannin.	»	»	».	»	0,19	0,19	0,54	0,06	0,54
Pectine.	de 6 à 10 gr. par litre								
Acidité en SO^4H^2 .									
— totale . .	2,67	3,23	4,54	5,36	3,14	2,79	2,89	3,92	2,89
— fixe . . .	1,76	2,68	2,31	2,59	2,15	2,35	2,06	2,86	2,06
— volatile . .	0,91	0,55	2,23	2,77	0,64	0,79	0,83	1,06	0,83
Cendres solubles .	2,56	2,15	2,70	2,25	1,90	2,00	2,51	2,07	2,51
Cendres insolubles.		0,45	0,30	0,25	0,22	0,23	0,66	0,41	0,66

Composition des vins, des bières, du cidre et du cognac.

	Eau	Alcool (en poids)	Extrait total	Matières albuminoïdes	Sucres	Gommes	Acides libres	Cendres	Observations
Vin rouge Bordeaux.	»	7,80	2,56	0,27	0,30	»	0,57	0,248	Moyenne. En plus, 0,73 glycérine.
Vin blanc Bordeaux.	»	8,24	3,03	»	»	»	»	0,25	Moyenne. En plus, 0,97 glycérine.
Vin rouge de Bourgogne	»	7,8	»	»	»	»	»	0,18	Moyenne. En plus, 0,70 glycérine.
Vin rouge du Midi (France).	»	8,8	»	»	»	»	»	0,30	Moyenne. En plus, 0,6 à 1,0 glycérine.
Vin de Tokay.	»	9,03	23,6	»	19,73	»	0,51	0,71	Moyenne.
Vin blanc du Rhln	»	8,0	2,60	»	0,20	»	0,81	0,23	Moyenne. Avec 0,85 glycérine.
Vin rouge du Rhin	»	8,0	3,04	0,32	0,39	0,15	0,52	0,25	C. Neubauer.
Vin blanc Hongrie	»	8,0	2,35	0,17	0,07	»	0,69	0,20	Moyenne. Avec 0,77 glycérine.
Cidre (Moyenne).	»	2,92	6,35	»	1,72	»	0,37	0,26	J. Kœnig.
Bière légère (Moyenne)	90,53	3,24	6,23	»	0,20	3,52	0,14	0,23	D'après J. Kœnig.
Bière moyenne de garde	90,10	3,93	5,79	0,71	0,88	3,73	0,15	0,23	Id. En plus, 0,165 de glycérine.
Bière allemande d'exportation	89,01	4,40	6,38	0,74	1,20	2,47	0,16	0,25	Id. Moyenne.
Ale	89,42	4,73	5,65	0,61	1,07	1,81	0,28	0,31	Id. Moyenne.
Cognac	»	37 à 48	0,16 à 0,5	»	»	»	0,012 à 0,08	»	»
Kirsch	»	38.6 à 42,4	»	»	»	»	0,4 à 1,8	»	Avec 3 à 15 milligrammes de CAzH par litre.

Ration journalière d'un habitant de Paris.

(D'après M. Gautier.)

Nature et poids des aliments consommés par tête et par jour.	Poids brut.	Poids net exempt de déchets : os. plumes, etc.	Albumini-noïdes.	Graisses.	Hydrates de carbone.
Pain	400	420	32,80	4,20	215,0
Pâtes, pâtisseries, pâtés . .	20				
Viande de boucherie . . .	175,3				
Viande de porc, salaisons, charcuterie	30,0	200	36,20	12,80	0,80
Volaille, gibier	31,0				
Poisson	33,4				
Œufs en poids (comptés avec la coquille)	27,4	24,2	3,26	3,00	0,10
Fromages	8,1	8,1	2,16	2,53	0,13
Beurre, huile, etc	28,0	28,0	0,25	24,0	0,00
Fruits frais.	70,8	70,0	0,15	—	5,00
Légumes herbacés (épluchés).	250,0	250	3,50	0,50	14,00
Légumes en grains	40,0	40	9,44	0,80	22,24
Pommes de terre, riz . . .	100,0	100	1,30	0,15	19,00
Sucre	40	40	—	—	38,40
Lait	213cc.	213	7,79	7,73	9,48
Vin	518cc.				
Cidre, poiré, etc.	10cc6	532cc2	—	—	69²
Bière.	29cc0				
Eau-de-vie, liqueurs . . .	19cc2	9cc5,3	—	—	—
Sel marin gr.	20gr2	20gr.	—	—	—
Poids total de la ration journalière	2,078,0		95,85	55,71	410,354

Cette ration correspond au nombre de 2.429 calories ainsi calculées d'après les coefficients pratiques d'Atwater :

Albuminoïdes . . .	96 gr. 8 × 3 cal. 68 =	356 cal. 2
Graisses	55 gr. 7 × 8 cal. 65 =	481 cal. 9
Hydrates de carbone .	410 gr. × 3 cal. 88 =	1,590 cal. 8
	Total.	2.428 cal. 9

Régimes suivis par différentes familles dans différents pays.

	Albuminoïdes	Graisses	Hydrates de carbone	Calories calculées d'après le régime	Auteurs
Médecin anglais (25 ans)	108	77	378	»	Hock.
— professeur, avocat (Allemagne) (moyenne)	110	102	269	»	Ranke.
Juriste, professeur, savant des Etats-Unis	112	80	305	»	Atwater.
Famille canadienne française à Chicago	118	158	345	3.200	—
Ouvrier agricole (France sud)	149	79	829	4.450	Gautier.
— laboureur (France nord)	175	119	1.025	5.655	De Gasparin.
Laboureur anglais	184	71	570	3.876	Smith & Playfair
Famille de laboureurs aux Etats-Unis	97	130	467	3.293	Atwater.
Campagnard belge	121	119	538	3.570	Lonay.
Ouvrier bûcheron allemand	135	108	876	4.830	Liébig.
— de ferme allemand	143	108	788	4.518	Ranke.
Famille russe	100	44	470	»	Smolens-Ky.
Artisan italien (Etats-Unis)	76	38	396	»	Atwater.
Famille de mécaniciens (Amérique du Nord)	103	150	402	3.236	—
Equipe de rameurs américains	155	177	440	3.803	—
Agriculteur autrichien (travail très fatigant)	180	93	967	5.420	Ohlmuller.
Charretier, carrier de Boston (travail très fatigant)	254	363	826	7.535	Atwater.
Vélocipédiste (concours de courses à New-York)	186	185	584	4.730	—
Equipe de football américaine	226	354	634	6.590	—
Soldat français en temps de guerre	136	47	570	3.108	—
Soldat prussien en temps de guerre	142	29	624	3.183	—
Armée américaine en temps de guerre	163	35	553	3.044	—
Soldat anglais en temps de guerre	123	29	457	2.479	—

L'ALIMENTATION DANS LES HOPITAUX

Régime à quatre portions de divers hôpitaux français.

PAR JOUR	FRANCE — MARINE	FRANCE — GUERRE	LYON	LILLE	ROUEN	DIJON	BOR- DEAUX	MAR- SEILLE
Pain.	750 gr	750 gr	500 gr	310 gr	480 gr	500 gr	600 gr	450 gr
Vin	230 cc	250 cc	400 cc	0,0	600 cc (cidre)	500 cc	400 cc	380 cc
Viande.	280 gr	280 gr	250 gr	130 gr	180 gr	250 gr	238 gr	150 gr
Soupe	937 cc	100 cc	300 cc	250 cc	300 cc	500 cc	550 cc	400 cc
Légumes frais . .	0,0	0,0	300 cc	250 cc	240 cc	250 cc	0,00	120 cc
Légumes secs . .	250 cc	250 cc,0	300 cc	100 cc	240 cc	150 cc	0,00	750 cc
Lait.	0,0	0,0	0,0	200 cc	0,0	500 cc	200 cc	125 cc

COMPOSITION DES 4 RÉGIMES DITS DE HUSSON SUIVIS DANS LES HÔPITAUX PARISIENS :

A) *Malades aù* 1er *degré* (ou malades à une portion).

1° *Pour la journée.*

	Hommes	Adolescents (12 à 15 ans)
Pain blanc	120 gr.	90 gr.
Vin.	240 cc.	160 cc.

2° *Petit déjeuner avant la visite.*

Lait.	250 cc.	200 cc.

3° *Repas du matin.*

Potage gras	300 cc.	250 cc.
Viande rôtie.	60 gr.	40 gr.

4° *Repas du soir.*

Potage gras.	300 cc.	250 cc.
Volaille (2 fois par semaine)	60 gr.	40 gr.
ou :		
Viande rôtie (2 — —)	60 gr.	60 gr.
Poisson (2 — —)	80 gr.	50 gr.
Œufs frais (1 — —)	1 œuf	1 œuf

Contenu du régime à quatre portions.

Aliments (quantité)		Albumine	Graisses	Hydrates de carbone
		grammes	grammes	grammes
Pain blanc. . .	540 gr.	44,8	5,9	275,4
Viande fraîche .	400 gr.	72,0	21,46	1,9
Légumes verts .	170 gr.	2,4	0,51	10,2
Légumes secs. .	126 gr.	28,22	2,4	70,0
Beurre ou huile.	30 gr.	»	28	»
Vin	480 cc.	»	»	78
Total		117,42	57,36	435,5

Cette alimentation fournit environ 2.860 calories.

1° Régime des fébricitants.
(*Hôpital de la Charité de Berlin.*)

Matin.

	I	II
Café au lait	500 cc.	500 cc.

Midi.

Bouillon	250 cc.	500 cc.

Après-midi.

Café au lait. . . . , . . .	500 cc.	500 cc.

Soir.

Soupe à la farine ou au lait . .	250 cc.	500 cc.

En outre pour la journée.

Pain blanc	80 gr.	250 gr.

2° Régime des non-fébricitants
(*Hôpital de la Charité de Berlin.*)

Matin.

	III	IV	V
Café au lait	500 cc.	500 cc.	500 cc.

Midi.

Bouillon	500 cc.	0,00	0,00
Légumes cuits . . .	500 cc.	500 cc.	1000 cc.
Viande	167 gr.	167 gr.	167 gr.

Après-midi.

Café au lait	500 cc.	500 cc.	500 cc.

Soir.

Soupe.	500 cc.	500 cc.	1000 cc.

En outre pour la journée.

Pain blanc ou grossier   250 gr.   375 gr.   500 gr.

3° Régime des convalescents.

Repas avant la visite.

Lait ou café au lait, ou potage au lait, au bouillon, 300 cc.

Repas du matin.

Côtelette ou 1/6° poulet rôti. Purée de pommes de terre ou légumes secs, 150 cc.

Repas du soir.

Potage au lait ou au bouillon, 300 cc. Poisson maigre, 160 grammes; ou 2 œufs; ou cervelle. Fruits cuits ou compote. Riz au lait. Lait, 1 litre. Vin, 200 cc. Pain à discrétion.

4° Régime des dyspeptiques.

Repas avant la visite.

Soupe au lait, 300 cc.

Repas du matin.

Viande rôtie, moulinée ou non, 100 grammes. Purée de légumes verts ou féculents, 150 grammes; ou pâtes alimentaires, 120 grammes; ou 2 œufs.

Repas du soir.

Même composition, plus une soupe au lait ou aux légumes, 300 cc. Lait, 1 litre 1/2.

5° Régime lacto-végétarien.

Lait, 2 litres; 4 œufs; 2 potages au lait. On pourra remplacer 2 œufs par 100 cc. de légumes verts cuits; ou 150 cc. de purées féculentes; ou 120 grammes pâtes alimentaires.

6° Régime de suralimentation.

Il comprendra un des régimes fondamentaux ci-dessus avec supplément constitué par :

2 œufs; ou sardines à l'huile; ou 100 à 150 grammes viande crue pulpée; ou fromage et beurre.

Les quatre différents degrés d'alimentation en usage à l'hôpital Moabit contiennent les proportions suivantes :

	Albumine	Graisses	Hydrates de carbone	Alcool	Calories correspondantes
1ᵉʳ degré. . .	83	85	340	10	2.600
2ᵉ degré. . .	70	80	300	»	2.260
3ᵉ degré. . .	»	»	»	»	800
4ᵉ degré. . .	»	»	»	»	600

DIFFÉRENTS RÉGIMES DIÉTÉTIQUES
RECOMMANDÉS DANS LES HÔPITAUX ALLEMANDS (Moyennes) :

	Albuminoïdes	Graisses	Hydr. carb.	Rapport azote
Diète	5 à 7	3,24	26 à 39	6,7 à 14,1
1/4 portion	28 à 26	26,34	150 à 95	7,7 à 6,9
1/2 portion	48 à 75	25,57	145 à 207	4,3 à 4,7
Une portion	93 à 94	54,57	183 à 222	3,4 à 3,9

RÉGIMES COMPLETS DE QUELQUES HÔPITAUX ANGLAIS :

	Albuminoïdes	Graisses	Hydr. carb.	Rapport azote
Middlesex	85	28	207	410
Saint-Barthélemy . .	83	50	291	424
Phtisiques	83	32	254	369
Saint-Georges . . .	100	65	308	476
Westminster . . .	125	43	388	156
Hospice allemand . .	97	68	309	474
Sanatorium (bains de mer de Marzate) . .	123	55	438	616

Certains hôpitaux anglais classent leurs régimes en « complets »,
« moyens » et « lactés ». En voici quelques exemples :

HOPITAL GUY

Pain . . . . 420 gr.
Beurre . . . 30
Viande . . . 180
Pommes de terre 250
Bouillon de mou-
   ton 225
ou riz au lait. . 225
   (1 jour sur 2)
Bière (Hommes 500 cc.
) Femmes 225
(ou lait en place de bière).
Thé et sucre.
Pain . . . . 360 gr.
Beurre . . . 30
Viande . . . 120
Pommes de terre 225
   (1 jour sur 2)
Bouillon de mou-
   ton 225
ou riz au lait . 225
Bière ou lait. . 225 cc.
Thé et sucre. .
Pain . . . . 360 gr.
Beurre . . . 30
Lait . . . . 1000 cc.
ou bien lait avec
   tapioca, sa-
   gou, etc. . . 500
Thé de bœuf. . 225
   (sur ordonnance)
Tisane et eau d'orge
(ad libitum).

COLLÈGE ROYAL

Régimes complets.

Pain . . . . 350 gr.
Viande (Hommes 180 gr.
) Femmes 120
Pommes de terre 225
Tisane . . . . 500 cc.
Bière (Hommes. 500
) Femmes. 225
Lait 225

Régimes moyens.

Pain . . . . 360 gr.
Viande (Hommes 120
) Femmes 90
Pommes de terre 225
Tisane . . . . 500 cc.
Bière 225
Lait 225

Régimes lactés.

Pain . . . . 240 gr.
Lait 360
Riz au lait . . 225
ou bien gâteau
   au riz ou au
   pain. . . . 225

St-BARTHÉLEMY

Pain . . . . 420 gr.
Beurre . . . 30
Viande . . . 240
Pommes de terre 225
Bière (Hommes. 1000 cc.
) Femmes. 500
Thé 1000

Pain . . . . 360 gr.
Beurre . . . 20
Viande . . . 120
Pommes de terre 225
Bière . . . . 500 cc.
Thé 1000

Pain . . . . 360 gr.
Beurre . . . 20
Lait 700
Riz au lait ou
   sagou au lait. 450
Thé . . . . 1000 cc.
Tisane . . . .

EXEMPLE D'UN RÉGIME INTENSIF
(D'après le Professeur GAUTIER.)

Déjeuner du matin.

Lait, 250 cc. avec cacao délayé, 30 grammes. Pain, 50 grammes. Beurre, 20 grammes. Sucre, 25 grammes. 2 jaunes d'œufs, avalés entiers après ce petit repas, arrosés de cognac, 15 grammes.

Repas du midi.

Viande rôtie ou poisson, 100 grammes. Légumes farineux, 60 grammes. Pain, 120 grammes. Beurre, 20 grammes. Vin, 260 cc. Fruits, 60 grammes.

Goûter.

Lait, 300 cc. Cacao, 30 grammes. Sucre, 25 grammes. Deux jaunes d'œufs à avaler à la fin de ce petit repas.

Souper.

Potage avec 50 grammes de pain. Pain, 100 grammes. Viande *rôtie,* 80 grammes. Légumes herbacés, 100 grammes. *Beurre* ou graisse, 20 grammes. Vin, 200 grammes. Cognac, 15 grammes. Fruits, 60 grammes. Viande âpée crue à avaler, sans mâcher, après le repas, 70 grammes.

Nuit.

Lait (s'il y a lieu), 150 grammes.

Cette ration correspond à 3.578 calories ainsi réparties :

Nature des aliments	Quantités à l'état frais	Contenant en grammes : Matières albuminoïdes	Matières grasses	Hydrates de carbone
Lait	700 cc.	25,6	31,1	38,5
Quatre jaunes d'œufs	70 gr.	11,2	21,4	0,6
Viande rôtie ou poisson	180	37,26	9,7	0,6
Viande crue	70	14,63	3,8	0,4
Légumes farineux	60	12,0	1,2	35,4
Légumes herbacés	100	2,0	0,3	6,0
Pain (très cuit)	320	28,0	3,0	170
Beurre, graisse	60	0,0	51,6	0,0
Cacao	60	5,3	30,0	7,2
Cognac	30	0,6	0,0	30
Sucre	50	»	»	46
Vin	500 cc.	0,0	0,0	80
Fruits	100	0,2	0,1	7,0
Totaux		135,99	152,2	421,7
Calories correspondantes		544,3	1.354,5	1.680,6

RÉGIMES ALIMENTAIRES
(D'après MAUREL.)

Pour les enfants âgés de trois ans, d'un poids de 10 à 12 kilogrammes.

Repas du matin.

Lait	100 grammes.	
Beurre	5	—
Sucre	5	—
Biscuit	10	—

Repas de midi.

Soupe grasse avec farine
Œuf . . . . N° 1
Pain . . . . 25 grammes.

Goûter.

Lait. . . . . 50 grammes.
Sucre . . . . 5 —
Beurre . . . . 4 —
Biscuit. . . . . 20 —

Repas du soir.

Lait . . . . 100 grammes.
Sucre . . . . 5 —
Beurre. . . . . 3 —
Pain . . . . 25 —

Pour les enfants de trois à sept ans, d'un poids de 15 à 18 kilogrammes.

Repas du matin.

Lait. . . . . 50 grammes.
Sucre . . . . 5 —
Beurre. . . . . 5 —
Pain . . . . 25 —

Repas de midi.

Soupe avec farine
Beurre. . . . . 5 grammes.
Pain . . . . 50 —
Œuf . . . . N° 1

Goûter.

Lait. . . . . 100 grammes.
Sucre . . . . 5 —
Beurre. . . . . 5 —
Biscuit. . . . . 25 —

Repas du soir.

Soupe avec farine.
Beurre. . . . . 5 grammes.
Pain . . . . 50 —
Œuf . . . . N° 1

Pour les adolescents de quatorze à dix-huit ans, d'un poids de 40 à 45 kilogrammes.

Repas du matin.

Lait. . . . . 150 grammes.
Sucre . . . . 10 —
Café . . . .
Pain . . . . 50 —

Repas de midi.

Pain	150 grammes.
Œuf	N° 1
Viande.	60 —
ou Poisson	60 —
Légumes verts.	100 —
Fruits.	50 —
Alcool.	4 —

Goûter.

Pain	50 grammes.
Beurre.	15 —
Fruits	50 —

Repas du soir.

Soupe avec farine.	10 grammes.
Légumes.	50 —
Pain	150 —
Volaille	
Poisson . . . . }	70 —
ou Viande	
Légumes frais assaisonnés.	100 —
Fruits.	100 —
Alcool.	3 —

Pour les adolescents de dix-huit à vingt-cinq ans, d'un poids de 55 à 65 kilogrammes.

Déjeuner du matin.

Lait	150 grammes.
Café	
Sucre	10 —
Beurre	10 —
Pain	100 —

Déjeuner de midi.

Pain	129 grammes.
Œufs (préparés)	N° 2
Viande (—)	100 —
Poissons (—)	80 —
Légumes frais assaisonnés.	100 —
Fruits frais	100 —
Alcool.	5 —

Goûter.

Pain	100 grammes.
Beurre	10 —
Fruits	50 —
Soupe (fécule, légumes)	

Repas du soir.

Pain	125	grammes.
Viande (préparée)	100	—
Volaille (—)	100	—
Poisson (—)	100	—
Légumes frais assaisonnés	100	—
Fruits frais	100	—
Fromage	25	—
Alcool	5	—

MENU VÉGÉTARIEN STRICT SANS LAIT, BEURRE OU ŒUF.

Repas du matin.

Thé ou café noir avec sucre. Marmelade de pommes. Pain grillé ou biscottes.

Repas de midi.

Potage au gruau d'avoine. Purée de pommes de terre. Nouilles au gratin. Crème de marrons. Maïs au jus. Pain rassis. Biscuits secs. Oranges au sucre ou pâté de bananes.

Repas du soir.

Haricots rouges au jus. Pain rôti. Pommes cuites au four. Choux de Bruxelles. Compotes de myrtilles ou de figues. Noix et raisins.

MENU VÉGÉTARIEN STRICT.

Repas du matin.

Chocolat à l'eau. Miel. Pain grillé.

Repas de midi.

Potage à la citrouille. Côtelettes aux pommes de terre. Pain rassis. Riz aux pruneaux. Choux-fleurs à l'huile. Noix, dates, figues. Banane au sirop.

Repas du soir.

Bouillon de légumes. Tomates farcies. Purée de pois ou de lentilles au céleri. Pommes de terre soufflées. Salade, barbe ou pissenlits à la betterave. Pudding de tapioca aux raisins secs.

21 MENUS HYGIÉNIQUES ET ÉCONOMIQUES
Pour un adulte du poids moyen de 65 kilogr. (143 livres) exécutant un travail modéré.

LUNDI :

Repas du matin.

Chocolat	25	grammes (3/4 d'once) . . .	122	calories.
Lait	250	— (8 onces)	170	—
Pain grillé ou biscottes.	50	— (1 once 1/2) . . .	132	—
			424	calories.

Repas de midi.

Soupe, pot-au-feu . .	250 grammes	(8 onces)	160	calories.
Cervelle de mouton .	50 —	(1 once 1/2). . .	100	—
Bœuf bouilli	100 —	(3 onces 1/4). . .	247	—
Pain	50 —	(1 once 1/2) . . .	132	—
Pommes de terre, na-vets ou carottes . .	100 —	(3 onces 1/4). . .	95	—
Purée de pois	50 —	(1 once 1/2). . .	173	—
Pommes cuites (50 gr.) avec riz	100 —	(3 onces 1/4) . .	398	—
Sirop de sucre ou d'érable	30 —	(1 once)	123	—
			1.428	calories.

Repas du soir.

Pain	100 grammes	(3 onces 1/4) . .	264	calories.
Beurre	15 —	(1/2 once). . . .	120	—
2 œufs à la coque . .	. . . .		164	—
Laitues	50 grammes	(1 once 1/2). . .	10	—
Compotes aux pommes.	100 —	(3 onces 1/4). . .	41	—
Sucre	30 —	(1 once)	123	—
			722	calories.

Soit un total de 2.574 calories par jour.

La boisson la plus hygiénique est l'eau pure ou l'eau faiblement minéralisée à dose d'environ 250 grammes (8 onces) aux 2 principaux repas.

MARDI :

Repas du matin.

Lait	250 grammes	(8 onces)	170	calories.
Pain	100 —	(3 onces 1/4). . .	264	—
Beurre	15 —	(1/2 once). . . .	120	—
Miel	25 —	(3/4 d'once) . . .	81	—
			635	calories.

Repas de midi.

Veau rôti	100 grammes	(3 onces 1/4) . .	150	calories.
Jambon.	50 —	(1 once 1/2) . . .	206	—
Lentilles	100 —	(3 onces 1/4). . .	345	—
Pain	100 —	(3 onces 1/4). . .	264	—
Pommes de terre . .	50 —	(1 once 1/2). . .	48	—
Confitures (fraises, fram-boises, groseilles, etc.	50 —	(1 once 1/2). . .	164	—
			1.177	calories.

Repas du soir.

Omelettes aux fines herbes (de 2 œufs avec 10 gr. de farine) . . .	. . . .		196	calories.
Pain	50 grammes	(1 once 1/2). . .	132	—
Pommes de terre frites	100 —	(3 onces 1/4). . .	246	—
Tomates farcies . . .	50 —	(1 once 1/2). . .	100	—
Dattes, figues ou raisin.	50 —	(1 once 1/2). . .	143	—
			819	calories.

Soit un total de 2.631 calories par jour.

MERCREDI :

Repas du matin.

Infusion de café grillé.	15 grammes (1/2 once) . . .	15 calories.
Lait	125 — (4 onces)	85 —
Pain	100 — (3 onces 1/4). . .	264 —
Beurre	15 — (1/2 once). . . .	120 —
Sucre	20 — (3/4 d'once) . . .	82 —

566 calories.

Repas de midi.

Mouton rôti	100 grammes (3 onces 1/4 . .	250 calories.
Côtelette de porc. . .	50 — (1 once 1/2	90 —
Pain	100 — (3 onces 1/4) . .	264 —
Fèves ou haricots rouges	100 — (3 onces 1/4) . .	322 —
Banane, orange, pêche, pommes ou prune. .	100 — (3 onces 1/4 . .	85 —
Fromage canadien . .	30 — (1 once)	66 —

1.067 calories.

Repas du soir.

Hareng, maquereau ou saumon	100 grammes (3 onces 1/4 . .	159 calories.
Scarole, barbe, laitue à la betterave . . .	50 — (1 once 1/2) . .	20 —
Pain	50 — (1 once 1/2) . .	132 —
Beurre	15 — (1/2 once) . .	120 —
Crème renversée . .	. . . .	260 —
Biscuits secs	30 grammes (1 once)	80 —

771 calories.

Soit un total de 2.404 calories par jour.

JEUDI :

Repas du matin.

Cacao en poudre. . .	25 grammes (3/4 d'once) . . .	118 calories.
Lait	250 — (8 onces)	172 —
Pain grillé ou biscottes.	50 — (1 once 1/2) . . .	132 —

422 calories.

Repas de midi.

Rillettes.	30 grammes (1 once)	160 calories.
Bifteck grillé	100 — (3 onces 1/4 . .	308 —
Pommes de terre frites.	100 — (3 onces 1/4) . .	246 —
Choucroûte braisée ou salade de choux rouges	100 — (3 onces 1/4) . .	30 —
Pain	100 — (3 onces 1/4) . .	264 —
Raisins secs	50 — (1 once 1/2) . .	248 —
Noix	50 — (1 once 1/2) . .	310 —

1.568 calories.

Repas du soir.

Sauce aux œufs	. . . .	200 calories.
Pain	50 grammes (1 once 1/2) . .	132 —
Beurre	15 — (1/2 once). . . .	120 —
Salade, laitue, chicorée	100 — (3 onces 1/4). . .	24 —
Gelée de fruits . . .	50 — (1 once 1/2). . .	128 —

604 calories.

Soit un total de 2.594 calories par jour.

7

Vendredi :

Repas du matin.

Porridge à la farine d'avoine	100 grammes (3 onces 1/4) . .	152 calories.
Sirop de sucre ou d'érable	30 — (1 once)	123 —
Lait	125 — (4 onces)	85 —
Pain	50 — (1 once 1/2) . . .	132 —

692 calories.

Repas de midi.

Soupe aux pommes de terre	100 grammes (3 onces 1/4) . . .	96 calories.
ou aux tomates . . .	200 —	81 —
Saumon, truite ou thon (en conserves) . . .	100 (3 onces 1/4) . . .	200 —
Nouilles	100 (3 onces 1/4) . . .	335 —
Fromage râpé	50 (1 once 1/2) . . .	200 —
Pain	100 (3 onces 1/4) . . .	264 —
Beurre	15 (1/2 once)	120
Pudding aux fruits . .	50 (1 once 1/2) . . .	150 —

1.365 calories.

Repas du soir.

Omelette avec 2 œufs .	. . . .	196 calories.
Pain	50 grammes (1 once 1/2) . . .	132 —
Beurre	15 — (1/2 once)	120 —
Salade de céleri blanc .	100 . . (3 onces 1/4) . . .	31 —
Riz au lait	50 — (1 once 1/2) . . .	127 —
Sucre	30 — (1 once)	123 —

729 calories.

Soit un total de 2.786 calories par jour.

Samedi :

Repas du matin.

Riz bouilli	100 grammes (3 onces 1/4 . . .	357 calories.
Lait	125 — (4 onces)	85 —
Miel	25 — (3/4 d'once) . . .	81 —
Pain	50 — (1 once 1/2) . . .	132 —

655 calories.

Repas de midi.

Boudin	50 grammes (1 once 1/2) . . .	242 calories.
Saucisses	50 — (1 once 1/2) . . .	213 —
Purée de pommes de terre	100 (3 onces 1/4) .	95 —
Haricots ou fèves secs .	50 (1 once 1/2) . . .	167 —
Pain	50 (1 once 1/2) . . .	132 —
Tarte aux pommes . .	100 (3 onces 1/4) . . .	264 —
Sirop	50 (1 once 1/2) . . .	180 —

1.293 calories.

Repas du soir.

Pain	100 grammes (3 onces 1/4) . . .	264 calories.
Beurre	15 — (1 once 1/2) . . .	120 —
2 œufs sur le plat . .	. . . .	164
Salade de betterave rouge	50 — (1 once 1/2) . . .	22
Marmelade de poires, de pêches ou de pommes au sagou ou au tapioca	100 (3 onces 1/4) . . .	250
Biscuits secs	50 (1 once 1/2) .	156
		976 calories.

Soit un total de 2.924 calories par jour.

DIMANCHE :

Repas du matin.

Infusion de thé . . .	15 grammes (1/2 once)	10 calories.
Sucre.	20 — (3/4 d'once) . . .	82 —
Lait	125 — (4 onces) . . .	85 —
Pain grillé	100 — (3 onces 1/4) . .	264 —
Beurre	15 — (1/2 once)	120 —
		651 calories.

Repas de midi.

Bouillon.	250 grammes (8 onces)	76 calories.
Dinde, oie, poulet ou lapin	100 — (3 onces 1/4) . . .	150
Jambon	50 — (1 once 1/2) . . .	206 —
Choux de Bruxelles, épinards ou oseille .	100 (3 onces 1/4) . . .	40
Pudding au tapioca. .	50 — (1 once 1/2) . . .	175 —
Sirop de sucre ou d'érable	50 (1 once 1/2) . . .	184
		831 calories.

Repas du soir.

Pain	50 grammes (1 once 1/2) . . .	132 calories.
Beurre	15 — (1/2 once)	120 —
Poisson frit, doré, merlan, perche, truite, morue fraîche . . .	100 — (3 onces 1/4) . . .	100 —
Laitue ou tomates farcies.	100 (3 onces 1/4) . . .	25 —
Confitures, fraises, framboises, prunes, etc. .	50 (1 once 1/2) . .	164 —
Biscuits secs	50 (1 once 1/2) . .	156 —
Fromage.	30 — (1 once). . . .	70
		767 calories.

Soit un total de 2.249 calories par jour.

Prix des aliments dans différentes parties du Canada.

(Calculé par livre, soit par 454 grammes.)

ARTICLES	QUÉBEC	ONTARIO	NOUVELLE-ÉCOSSE	NOUVEAU BRUNSWICK	MANITOBA	COLOMBIE BRITANNIQUE
	fr. c.	fr. c.	fr. c.	fr. c.	fr. c.	fr. c.
Bœuf	» 25 à » 75	» 25 à » 75	» 30 à » 75	» 20 à » 70	» 35 à » 60	» 30 à » 90
— salé	» 40 — » 50	» 30 — » 90	» 40 — » 50	» 40 — » 50	» 40 — » 60	» 50
Veau (quartier de devant)	» 35 — » 50	» 30 — » 40	» 30 — » 40	» 25 — » 35	» 50	» 62
Mouton, gigot	» 40 — » 60	» 50 — » 75	» 50 — » 75	» 60	» 75	» 75 — » 90
Porc frais	» 50 — » 60	» 60 — » 75	» 50 — » 60	» 60	» 62	» 60 — » 75
— salé	» 50 — » 60	» 60 — » 75	» 50 — » 60	» 65	» 62	» 50 — » 66
Lard	» 60 — » 90	» 75 — » 90	» 60 — » 75	» 90	» 75	» 75 — 1 25
Saucisses	» 50 — » 60	» 50 — » 60	» 50 — » 60	» 70	» 50	» 60 — » 75
Saindoux	» 50 — » 60	» 50 — » 60	» 50 — » 50	» 65	» 50	» 70
Beurre frais	1 » — 1 25	» 90 — 1 10	1 » — 1 25	1 25	1 » — 1 25	1 » — 1 25
— salé	» 85 — 1 10	» 75 — 1 »	1 » — 1 25	1 » — 1 25	» 75 — » 85	» 90 — 1 25
Fromage	» 50 — » 75	» 55 — » 75	» 70 — » 80	» 89 — » 90	» 62	1 » — 1 20
Œufs frais (la douzaine, suivant la saison)	» 75 — 2 »	» 65 — 1 50	» 90 — 1 50	» 80 — 1 30	» 50 — » 75	1 » — 3 »
Œufs ordinaires	» 50 — 1 25	» 60 — 1 »	» 75 — 1 25	» 75 — 1 25	» 75	1 » — 3 »
Lait (le litre)	» 25 — » 40	» 25 — » 30	» 30	» 30	» 25 — » 30	» 50 — 1 25
Pain blanc	» 10 — » 12	» 12	» 12	» 15	» 12	» 20
— de seigle	» 10	» 12	» 12	» 15	» 12	» 20
Pommes de terre (le boisseau de 34 litres)	2 50 — 3 75	2 50 — 3 75	2 » — 3 50	2 50 — 4 »	1 25 — 3 »	2 50 — 5 »
Navets (le boisseau)	1 50 — 2 50	1 » — 2 »	1 50 — 3 »	1 50 — 3 »	1 25 — 2 »	3 » — 5 »
Farine (25 livres)	3 » — 3 25	2 50	3 25	3 75	2 50	3 25 — 3 75
Farine d'avoine (la livre)	» 17 — » 30	» 12 — » 25	» 17	» 15	» 15 — » 20	» 20 — » 25
Riz	» 20	» 20 — » 25	» 25	» 25	» 30	» 25
Haricots (le quart = 1,14 litre)	» 60	» 50	* 40 — » 50	» 40 — » 50	»20, »25 p. livre	» 25 — » 50
Thé	1 25 — 2 50	1 25 — 2 50	1 50 — 2 50	2 50	1 25 — 2 50	3 »
Café	1 25 — 2 »	2 »	1 25 — 2 »	2 »	1 » — 1 50	2 »
Sucre granulé	» 20 — » 25	» 20 — » 25	» 25	» 25 — » 30	» 25	» 25 — » 35
— brun	» 17	» 20	» 22	» 20	» 22	» 25
Mélasse (le gallon = 4 1/2 litres)	2 »	1 50 — 2 50	1 50 — 2 »	2 » — 2 50	2 50 — 3 75	2 50

9 782329 579016